Perumal Ponraj

Gestão eficaz da exploração de caprinos

Perumal Ponraj

Gestão eficaz da exploração de caprinos

Gestão eficaz da exploração de caprinos para obter maiores efeitos benéficos na criação de animais

ScienciaScripts

Imprint

Cover image: www.ingimage.com

This book is a translation from the original published under ISBN 978-620-4-95535-3.

Publisher:
Sciencia Scripts
is a trademark of
Dodo Books Indian Ocean Ltd. and OmniScriptum S.R.L publishing group

120 High Road, East Finchley, London, N2 9ED, United Kingdom
Str. Armeneasca 28/1, office 1, Chisinau MD-2012, Republic of Moldova, Europe
Managing Directors: Ieva Konstantinova, Victoria Ursu
info@omniscriptum.com

Printed at: see last page
ISBN: 978-620-8-56274-8

Gestão eficaz da exploração de caprinos

Gestão eficaz das explorações de caprinos para efeitos de maior benefícioi na criação de animais

Perumal Ponraj

Dedicado

Para

Os meus queridos pais

e

professores

PREFÁCIO

O livro explica vários aspectos das práticas de gestão das explorações de caprinos. Este livro aborda temas como a gestão geral, a gestão do alojamento, a gestão nutricional, a gestão sanitária e a gestão reprodutiva. Aborda várias doenças infecciosas e metabólicas. São explicadas várias perturbações pré, peri e pós-parto. São explicados os diferentes recursos nutricionais e a sua utilização efectiva. A seleção de cabras reprodutoras também é explicada. São também abordadas as técnicas de reprodução assistida na criação de cabras. Outras práticas de gestão agrícola de rotina são também explicadas para maior benefício dos criadores de cabras. Este livro será muito útil para os cientistas que trabalham na produção e reprodução de caprinos, caprinicultores progressistas, biólogos de sémen, criadores e agricultores em áreas de criação de caprinos, para melhorar a vida socioeconómica dos proprietários de caprinos através do aumento dos desempenhos de produção e reprodução das espécies caprinas.

Perumal Ponraj

Índice

Capítulo 1 : Gestão da exploração de caprinos

Introdução: A cabra é vulgarmente designada como "a vaca dos pobres". A cabra é normalmente criada para a produção de carne (chevon). No entanto, a cabra é criada para carne, leite, lã e couro em diferentes partes do mundo. A cabra é uma espécie animal doméstica funcional e de utilização múltipla e uma espécie animal importante para melhorar o estatuto socioeconómico dos pequenos agricultores marginais e dos trabalhadores sem terra nas ilhas Andaman e Nicobar, em particular, e no país em geral. A criação de cabras é muito adequada para os pequenos agricultores e os agricultores marginais nos seus sistemas agrícolas integrados ou mistos. A criação de cabras é uma atividade predominante nas regiões secas e de sequeiro. A atividade caprina é praticada por uma grande parte da população nas zonas rurais. A cabra é um animal muito resistente e sobrevive em ambientes e climas difíceis com arbustos e árvores disponíveis. A criação de cabras é praticada como uma fonte adicional de rendimento e uma fonte de rendimento de emergência no âmbito do sistema agrícola da Índia. A produtividade e a rentabilidade da criação de cabras podem ser melhoradas através da seleção ou da introdução de germoplasma de qualidade, da redução do stress ambiental através da manipulação do abrigo e de outras medidas, da prestação de cuidados de saúde adequados e da suplementação de nutrientes óptimos através de alimentos e forragens disponíveis localmente. A cabra Teressa (grupos Nicobar) e a cabra Andamani (grupos Andaman) são duas raças autóctones existentes nas ilhas Andaman e Nicobar. Para além destas duas raças, existem ainda a cabra selvagem nas ilhas estéreis e a cabra Malabari e seus cruzamentos nos distritos de Andaman. A cabra Teressa tem pernas compridas, corpo esguio, altura média a alta e pode atingir 70 kg em cerca de quatro anos, em comparação com os 35 kg da cabra autóctone de

Andaman. A cabra de Andaman é uma cabra preta e 88% está disponível nos distritos de Andaman Norte, Médio e Sul. A criação de cabras é adequada às condições climáticas e económicas das ilhas Andaman e Nicobar. Por conseguinte, a criação de cabras é uma das empresas de criação de animais mais adequadas no cenário de mudança climática que prevalece em locais como as ilhas Andaman e Nicobar, podendo a criação de cabras ser implementada em sistemas agrícolas integrados ou mistos para obter uma produção económica mais elevada.

Vantagens da criação de caprinos

- A cabra é um animal duro e pode sobreviver em ambientes difíceis; por conseguinte, o investimento inicial para a criação de cabras é mínimo
- A cabra é um pequeno ruminante e um animal dócil, pelo que a sua gestão é fácil e os problemas de gestão são mínimos.
- A criação de caprinos é um investimento de baixo custo
- A cabra é uma reprodutora prolífica, atinge a maturidade sexual numa idade jovem, o período de gestação é curto e também dá à luz gémeos, trigémeos e quadrigémeos.
- A cabra pode sobreviver em regiões tropicais húmidas de altitude, como as ilhas Andaman e Nicobar.
- A cabra pode sobreviver em zonas de elevada pluviosidade, zonas de seca intensa, zonas montanhosas e zonas costeiras onde outros animais não conseguem sobreviver.
- Na empresa caprina, tanto os machos como as fêmeas têm o mesmo valor comercial, ao contrário de outras espécies de gado doméstico de grande porte
- A cabra é adequada para um sistema de agricultura integrado, misto ou orgânico, pois pode sobreviver com a utilização de ervas daninhas,

resíduos de culturas, arbustos espinhosos e arbustos, e agro-produtos impróprios para consumo humano. Assim, a cabra pode ser criada com forragens comuns.

- A cabra pode melhorar a fertilidade das terras de pastagem e reduzir as ervas daninhas, os arbustos espinhosos e os arbustos como controlador biológico das ervas daninhas sem prejudicar o ambiente.
- A criação de caprinos e o consumo de carne de caprino não são tabus religiosos e o chevon é preferido por todas as camadas da população; por conseguinte, a criação de caprinos é mais rentável e tem maiores rendimentos
- A cabra é um animal de carne mais pequeno; por conseguinte, o abate, a preparação e a eliminação da carne e das miudezas são fáceis.
- A carne de cabra (chevon) contém menos colesterol (carne mais magra); por conseguinte, é relativamente boa para as pessoas que gostam de uma dieta de baixo valor energético
- O leite de cabra é naturalmente homogeneizado, pois contém pequenos glóbulos de gordura; por isso, é preferido para melhorar o apetite e a eficiência digestiva. Além disso, tem propriedades anti-fúngicas e anti-bacterianas. Também não induz qualquer alergia ou intolerância à lactose em comparação com o leite de vaca ou de búfala.
- O leite de cabra é saudável e nutritivo; por isso, a cabra é chamada a vaca dos pobres.
- A criação de cabras cria oportunidades de emprego para os trabalhadores rurais pobres sem terra e para os pequenos agricultores marginais.
- A criação de cabras pode ajudar a melhorar a sua rentabilidade através do valor acrescentado do leite, da carne e da pele. Além disso, a vermicompostagem é uma outra forma de melhorar a rentabilidade da

exploração caprina.

- Menor ocorrência de doenças nos caprinos

Práticas de gestão científica

As práticas de maneio científicas, modernas e bem estabelecidas melhoram a saúde, a produtividade e o desempenho reprodutivo dos caprinos, o que por sua vez melhora a rentabilidade da caprinicultura. Isto, por sua vez, melhora a situação económica dos criadores de caprinos.

Gestão da habitação

- O abrigo deve ter espaço suficiente, ventilação, casa limpa e separada para os cabritos, os animais em crescimento, os machos e as fêmeas adultos, os animais doentes e as cabras prenhes.
- A casa ou o abrigo é necessário para proteger a cabra das intempéries, das chuvas fortes, do calor excessivo no verão e do frio excessivo no inverno e dos predadores.
- Nas aldeias, não existem padrões de alojamento especializados para as cabras, mas são necessários nas explorações comerciais.
- A casa deve ser preparada com materiais disponíveis localmente.
- O sistema de alojamento em plataforma elevada é adequado para o ecossistema insular para evitar o apodrecimento dos pés
- Em zonas de elevada pluviosidade e de baixa altitude, como as ilhas Andaman e Nicobar, o barracão deve ser elevado pelo menos 1-1,5 m acima do solo e ser feito de madeira de boa qualidade; este sistema também é benéfico para a recolha de pellets de estrume que podem ser utilizados para a preparação de estrume.
- O barracão não deve ser construído em zonas pantanosas ou com água
- O chão, as paredes e o teto devem estar secos e o chão deve estar devidamente elevado

- O pavimento deve ser inclinado para escoar os resíduos
- O abrigo para cabras deve ter ventilação cruzada suficiente e uma altura mínima de 3 metros
- Em geral, recomenda-se um telhado em forma de "A" para permitir uma maior ventilação na casa e os materiais disponíveis localmente (telhado de colmo) são adequados.
- Devem ser atribuídos compartimentos separados a cada animal macho
- As cabras podem ser mantidas em grupos de 20-25 por compartimento, evitando a sobrelotação ou o excesso de animais
- O estrume e a urina devem ser corretamente eliminados do pavilhão
- Substituir o solo de 4 polegadas de galpões antes e depois da estação chuvosa para minimizar a infestação de parasitas.

O espaço ideal necessário para os caprinos

Age/category	Covered area (m^2/goat)	Open paddock (m^2/goat)
0-3 months	0.20-0.25	0.40-0.50
3-6 months	0.50-0.75	1.00-1.50
6-12 months	0.75-1.00	1.50-2.00
Yearling goats (>12 m)	1.00	2.00
Adult goats	1.50	3.00
Pregnant and lactating goats	1.50-2.00	3.00-4.00
Bucks	1.50-2.00	3.00-4.00

Description	Specific requirement or recommendation
Orientation of shed	Sheds with long axis running east-west with generous provision for ventilation or air movement to help to dry up the shed.
Length of shed	No restriction on length of the sheds
Breadth of shed	Normally between 6-9 m

Wall height	0.5-1.0 m above the ground on long side of the shed and up to roof on width side
Roof height	2.7 m at eaves and 3.5 m at centre
Overhang of roof	0.75-1.00 m at both sides
Gap between the sheds	6-8 m
Open paddocks	One side of the shed preferably south, if sufficient space available, include both sides

Gestão da alimentação

- As cabras são navegadoras; por conseguinte, é necessário desenvolver um terreno de pastagem (forragem de alta qualidade ou árvores forrageiras) e permitir a pastagem numa base rotativa

- Os animais devem poder pastar de 6 a 8 horas por dia, com suplementação de arbustos verdes ou forragens verdes cultivadas disponíveis para as cabras em quantidade suficiente.
- De um modo geral, 2/3 das necessidades energéticas são satisfeitas pelas forragens grosseiras, 50% das quais devem ser provenientes de leguminosas e os restantes 50% de erva verde ou de folhas de forragem
- Os alimentos concentrados devem ser fornecidos às cabras se as forragens verdes disponíveis forem insuficientes.
- Os cereais devem ser administrados, no mínimo, a 400 g/dia/L de leite às fêmeas em lactação.
- As crianças devem ser alimentadas com o colostro até ao quinto dia e, depois disso, devem seguir a ração inicial
- As forragens verdes leguminosas (erva ou árvore) devem estar disponíveis em quantidade suficiente a partir do 15º dia
- Deve estar sempre disponível água salgada e potável, em quantidade suficiente para as crianças
- Forragem seca de 300-400 gm e grãos de 200 gm devem ser dados aos machos e fêmeas adultos para satisfazer as necessidades diárias.
- Durante a época de reprodução, são fornecidos aos caprinos machos e fêmeas alimentos concentrados suficientes e altamente concentrados e forragens verdes de alta qualidade
- Composição da mistura de concentrado para animais herbívoros: cereais: 70-80%, farelo de trigo: 10-15%, bagaço: 5% e sal: 1%.
- Uma cabra adulta com um peso de cerca de 20-40 kg necessita de 0,50 a 0,70 kg de alimento concentrado por dia, juntamente com 2-3 kg de forragem verde de boa qualidade
- A passagem da produção de caprinos do sistema de pastoreio ou

extensivo para o sistema estratégico ou semi-intensivo aumentará a produtividade global de 40 a 100%.

- Não altere subitamente a dieta das cabras e, pelo menos, assegure uma quantidade suficiente de palha para as alimentar de acordo com a idade, o peso corporal e a fase de produção

Seleção e gestão de machos e fêmeas reprodutores

- As cabras são de criação sazonal e podem ser criadas durante todo o ano
- As cabras indianas (machos e fêmeas) atingem a puberdade aos 6-8 meses de idade
- Os caprinos machos e fêmeas reprodutores devem ser saudáveis e isentos de quaisquer anomalias físicas e genéticas
- As cabras reprodutoras não devem ser muito jovens nem muito velhas.
- As cabras reprodutoras devem provir de pais com pedigree comprovado
- As cabras reprodutoras devem ser vacinadas atempadamente de acordo com o calendário do Governo do Estado
- Os animais recém-adquiridos devem ser colocados em quarentena durante um período de 15 dias e depois misturados com os animais existentes para evitar a infeção
- Os animais improdutivos devem ser abatidos de tempos a tempos e devem ser introduzidos novos animais de locais distantes
- As cabras devem ser criadas com um intervalo de 8-9 meses ou três crias num período de dois anos para obter a máxima produtividade
- Os animais idosos devem ser abatidos e introduzidos animais jovens e produtivos
- O programa de reprodução deve ser planeado de modo a que o parto não ocorra durante as estações altas do verão e das chuvas
- Algumas cabras (10-20%) não têm um desempenho ótimo, mesmo

depois de terem recebido os cuidados adequados em termos de saúde, nutrição e alojamento. Por conseguinte, os animais com fraco desempenho e os animais idosos devem ser abatidos regularmente e periodicamente para minimizar as despesas e aumentar os lucros.

Seleção de fêmeas reprodutoras

- As fêmeas podem ser selecionadas aos 12-14 meses para fins de reprodução. A égua pode ser selecionada para reprodução com pelo menos 70-75% do peso corporal adulto da raça.
- A égua pode ser selecionada para fins de reprodução se tiver um verdadeiro carácter de raça em termos físicos e morfológicos e se tiver um corpo forte e saudável e não apresentar anomalias físicas.
- A coelha reprodutora deve ter um dorso forte e comprido e uma garupa larga. As pernas da frente devem ser rectas e o peito profundo e largo. Os membros posteriores angulosos com quartos traseiros largos e espaçosos dão uma indicação sobre o futuro desenvolvimento do úbere. O úbere deve ser volumoso, simétrico e com tetas de tamanho médio.
- As coelhas com fraca capacidade de ordenha e com anomalias físicas devem ser eliminadas do efetivo reprodutor.

Seleção de machos reprodutores

- O veado pode ser selecionado para fins de reprodução, uma vez que possui um verdadeiro carácter de raça em termos de caracteres físicos e morfológicos, tem um corpo forte e saudável e não apresenta anomalias físicas.
- O veado deve ter um corpo forte e masculino e as pernas devem ser fortes com um andar normal. O macho deve ter o escroto e os testículos bem desenvolvidos e uma boa libido.
- A mãe do macho tem uma boa capacidade leiteira e ambos os

progenitores devem estar isentos de anomalias físicas e morfológicas.

- Os cabritos machos que apresentem um peso corporal mais elevado no dia 60 e no sexto mês devem ser selecionados para fins de reprodução.

Cuidados a ter com a criação de cabras

- As raças de cabras preferidas e adaptadas ao nosso clima são a cabra Teressa e a cabra de Andaman.
- Os machos reprodutores devem ser substituídos uma vez em cada 2-3 anos e introduzir novos machos reprodutores de bandos distantes para minimizar a consanguinidade.
- Faça a rotação dos machos após 2-3 épocas e selecione o macho sem parentesco e de locais distantes para evitar a consanguinidade.
- O rácio entre o macho e a fêmea é de 1: 15-25 é ótimo para uma maior fertilidade
- Sinais de cio: a coelha fica inquieta, abana a cauda, não quer comer; a coelha sangra mais frequentemente; inchaço e ligeiro avermelhamento do orifício genital; monta noutras cabras, independentemente do sexo; queda súbita da produção de leite; outros sinais de cio incluem diminuição do apetite e aumento da frequência de micção.
- A inseminação artificial deve ser efectuada 12 horas após o aparecimento do primeiro sintoma de cio para aumentar a fertilidade. As fêmeas que apresentem sinais de cio de manhã devem ser acasaladas ou inseminadas à noite e vice-versa.
- Devem ser fornecidos à fêmea, durante a época de reprodução, 100-200 g extra de cereais disponíveis localmente, juntamente com uma mistura mineral, para melhorar os nascimentos múltiplos
- Durante a época de reprodução, os machos reprodutores devem ser mantidos de forma adequada e não devem perder o seu peso corporal,

devendo ser-lhes fornecidos 200-300 g de grãos de ração extra disponíveis localmente.

- O intervalo entre os partos deve ser de 8 a 9 meses e devem-se obter 3 partos em 2 anos; por conseguinte, a cabra deve ser mantida de forma rentável.
- Os animais em anestro pós-parto ou pós-púberes devem ser tratados de forma a minimizar estas perturbações ou a eliminar estes animais improdutivos do efetivo

Cuidados com a coelha durante a gravidez

- A duração média da gravidez na cabra é de 147-152 dias.
- A cela de parto deve ser cuidadosamente limpa e desinfectada com desinfectantes adequados
- A coelha em estado avançado de gestação (100-150 dias) deve ser segregada numa cela de parição separada ou criar uma divisória como cela de parição no pavilhão principal para parir normalmente.
- As fêmeas prenhes devem receber um suplemento nutricional adicional para obterem um maior peso corporal nos cabritos e uma maior produção de leite
- Não devem ser autorizados a fazer demasiado exercício e devem evitar lutar com outros animais
- É aconselhável assistir a cabra prenha na altura do parto.

Cuidados com as crianças

- Limpar a narina e o corpo das crianças recém-nascidas e o cordão umbilical deve ser desinfectado com tintura de iodo imediatamente após o corte com uma faca esterilizada
- O úbere da mãe deve ser lavado com água morna diluída com 2-5% de permanganato de potássio antes de dar o leite.

- Fornecer uma quantidade suficiente de colostro (primeiro leite; 1/10 th do peso corporal) durante as primeiras horas de vida, de preferência nos primeiros 30 minutos de vida.
- O colostro contém uma grande quantidade de imunoglobulinas (anticorpos), vitamina A, minerais, gordura e outras fontes de energia. Os anticorpos são proteínas que ajudam a proteger as crianças de doenças
- Os cabritos devem ser mantidos com a mãe durante os primeiros 10 dias para mamar o leite. Se a égua lactante tiver muito leite, os cabritos devem ser impedidos de mamar mais leite para evitar diarreia, aplicando-lhes sacos para o úbere ou recolhendo o excesso de leite por ordenha manual.
- Prestar mais atenção e cuidados imediatos às crianças nascidas de parto múltiplo até um mês, no que respeita à amamentação, alimentação, limpeza e proteção contra o ambiente adverso
- Lentamente, as crianças podem ser separadas da mãe e só lhes é permitido fazê-lo duas vezes por dia. Se a sucção não for praticada, as crianças podem ser mantidas com a mãe durante a noite.
- Os recém-nascidos e as crianças em crescimento devem receber roupa de cama e esta deve ser mudada com intervalos de 2-3 dias
- As crianças devem ser protegidas de condições climatéricas extremas, especialmente do frio e do verão, durante os primeiros dois meses
- Durante as estações frias, fornecer calor artificial na exploração para proteger os recém-nascidos.
- As crianças mais jovens não devem ser autorizadas a pastar durante os primeiros 2-3 meses e garantir a disponibilidade de folhas de árvores tenras e grãos triturados para as crianças.
- Manter os cabritos jovens e em crescimento (0-3 meses e 3-6 meses) num pavilhão separado e nunca misturá-los com cabras adultas e nunca

permitir que entrem no pavilhão das cabras adultas para evitar infestações parasitárias.

- A descorna deve ser efectuada durante as duas primeiras semanas de idade
- Os cabritos machos excedentários com uma taxa de crescimento baixa a média devem ser castrados com um castrador Burdizzo aos 2-3 meses de idade para aumentar a produção de carne; outros cabritos machos de boa qualidade e de crescimento mais rápido devem ser utilizados para fins de reprodução.
- A vacinação deve ser efectuada de acordo com o calendário do país ou do Estado
- O desmame das crianças deve ser efectuado às 8 semanas de idade
- Selecionar os cabritos com base no peso corporal ao nascimento e ao desmame para o futuro programa de reprodução
- Devem ser fornecidos alimentos suficientes ou adicionais às fêmeas em lactação para melhorar a produção de leite e nutrir os cabritos

Gestão de cuidados de saúde

- Os agricultores devem conhecer os sintomas clínicos das doenças importantes dos caprinos e os protocolos de tratamento e controlo de primeiros socorros
- As cabras são muito sensíveis ao frio e ao calor extremos; por conseguinte, são protegidas das condições climatéricas extremas.
- As cabras devem ser observadas diariamente para detetar qualquer sintoma de doença, como perda de apetite, pelo áspero, movimentos soltos, etc. Se forem detectados, informe imediatamente o veterinário.
- O estábulo das cabras deve ser mantido limpo e arrumado
- O pó de cal deve ser polvilhado de 15 em 15 dias para evitar a humidade

no chão

- Devem ser fornecidos alimentos e água limpos e não contaminados para minimizar a prevalência de doenças no efetivo caprino
- Os cascos devem ser aparados a intervalos regulares
- Os cascos, o úbere e a boca devem ser lavados com permanganato de potássio sempre que houver qualquer ferida ou lesão.
- O calendário de vacinas deve ser seguido rigorosamente de acordo com o calendário do país ou do Estado
- A desparasitação é uma medida terapêutica e profiláctica muito importante, uma vez que os parasitas internos são o maior problema na agricultura organizada.
- Desparasitar as cabras com um desparasitante adequado, de acordo com o programa do país ou do Estado
- A rotação de medicamentos deve ser efectuada para evitar o aparecimento de resistência aos medicamentos
- O banho deve ser efectuado entre 1-6 meses de idade para prevenir a coccidiose nos caprinos. Os medicamentos mais comuns contra a coccidiose utilizados nas explorações caprinas são o amprólio (5100 mg/kg de peso corporal durante 5-7 dias) e o toltrazuril (20 mg/kg de peso corporal durante 2 dias)
- A imersão das cabras deve ser feita antes e depois da estação das chuvas para controlar os parasitas externos
- O exame das fezes deve ser efectuado periodicamente para determinar infecções parasitárias internas e tratá-las com medicamentos adequados
- Em caso de surtos de doenças contagiosas, segregar imediatamente os animais infectados e tratar os animais infectados, sendo a medida de prevenção aplicada aos outros animais saudáveis

- Contactar o veterinário local em caso de surto de doença
- A vacinação e a desparasitação devem ser seguidas de acordo com a consulta com o veterinário

Calendário de vacinação

Name of Disease	Primary vaccination		Repeat vaccination
	Primary dose	Booster dose	
Foot and mouth disease (FMD)	At 3 months	3-4 weeks after first dose	Once in six months
Peste-des-petits ruminants (PPR)	At 3 months	Not required	At 4th year
Goat pox (GP)	At 3 months	3-4 weeks after first dose	Once in a year
Enterotoxaemia (ET)	At 3 months	3-4 weeks after first dose	Once in a year (2 doses with 1 month interval)
Hemorrhagic septicemia (HS)	At 3 months	3-4 weeks after first dose	Once in a year

Calendário de vacinação

Vaccines	Time of vaccination
Haemorrhagic Septicaemia & Black Quarter	March & September
Foot and Mouth Disease	April & October
Enterotoxaemia	May & November

Calendário de desparasitação

Type of Parasite	Period of Deworming
Round worms	April to September
Liver Flukes	May to August
Ectoparasites	April to August

Infestation	Age	Drug-dose-route
Coccidiosis	2-4 months	Baycox (toltrazuril) 5% Oral single dose 2-3ml
Endoparasites	Above 3 months	Pre & Post monsoon Panacur/Fenbendazole
Lice and Ticks	All	Cutirose 0.1% Cypermethrin Every 6 m

Manutenção de registos

O lucro ou a perda final de uma exploração de caprinos só pode ser determinado através da manutenção de registos adequados na exploração que incluam dados sobre cada animal, o total das existências de animais, o registo de alimentação, a declaração de despesas, etc.

Referências

Rathod PK. Scientific Goat Management Practices for the Semi-Arid Tropics. https://oar.icrisat.Org/10988/1/Flyer%20Goat%20Management Final.pdf

Nair MRR, Sejian V, Silpa MV, Fonsêca VFC, de Melo Costa CC, Devaraj C, Krishnan G, Bagath M, Nameer PO e Bhatta R. (2021). A cabra como modelo animal ideal de resiliência climática em ambiente tropical: revisitando as vantagens sobre outras espécies de gado. Jornal Internacional de Biometeorologia. 65(12): 2229-2240.

Kochewad SA, Chavan SB, Neeraj Kumar, Tayade AS, Nilesh Dhumal, Prajakata Jadhavar e Sammi Reddy K. (2023). Modelo de criação de cabras autossustentável para melhorar os meios de subsistência dos pequenos agricultores e dos agricultores marginais. Boletim técnico n.º 40. ICAR-National Institute of Abiotic Stress Management, Baramati, Pune,

Maharashtra, Índia, pp 25.

https://www.jica.go.jp/Resource/nepal/english/office/others/c8h0vm0000bj
ww96- att/tm 7.pdf

Capítulo 2: Gestão geral da exploração de caprinos

Introdução: A gestão eficaz dos estábulos de caprinos é crucial para manter a saúde dos animais, melhorar a produtividade e minimizar os riscos de doenças nas regiões tropicais. O alojamento adequado proporciona proteção contra condições meteorológicas extremas, como o calor, a chuva e a humidade, comuns nos climas tropicais. As regiões tropicais são caracterizadas por temperaturas elevadas, humidade, chuvas fortes e, por vezes, parasitas e doenças. Os estábulos para caprinos devem ser concebidos e geridos de modo a enfrentar estes desafios específicos.

Factores-chave

Localização e orientação: Escolha uma área elevada com boa drenagem para evitar o alagamento durante as chuvas fortes. O telheiro deve estar afastado de fontes de água estagnada, que podem atrair mosquitos e outras pragas. Orientar o galpão para maximizar a ventilação natural e minimizar a exposição direta ao sol. A orientação Este-Oeste pode reduzir a acumulação de calor devido à luz solar direta. Certifique-se de que o telheiro apanha os ventos predominantes para manter o ar a circular através da estrutura.

Ventilação e circulação do ar: Nos climas tropicais, as cabras são propensas ao stress térmico, que pode reduzir a produtividade e provocar problemas de saúde. Uma boa ventilação ajuda a regular os níveis de temperatura e de humidade no interior do estábulo. Utilize paredes abertas ou de ripas para permitir a máxima circulação de ar. Instale janelas grandes ou paredes de rede para promover o fluxo de ar. Um telhado alto e inclinado feito de materiais que reflectem o calor (por exemplo, palha, folhas de metal com isolamento) ajudará a reduzir a acumulação de calor. As saliências e os beirais podem proporcionar sombra adicional e evitar que a chuva entre no galpão.

Pavimentos e camas: Os pavimentos de ripas elevadas são ideais para as zonas tropicais para melhorar a drenagem e evitar a acumulação de água e dejectos. Um pavimento elevado permite que a urina e a água da chuva escorram através das ripas, mantendo as cabras secas e reduzindo o risco de doenças. Se não for possível utilizar pavimentos elevados, utilize pavimentos de betão inclinados com canais de drenagem adequados. Os pavimentos de terra são menos higiénicos mas podem ser utilizados com uma limpeza regular. Utilize como cama materiais secos e absorventes, como palha, feno ou aparas de madeira. Em ambientes húmidos, as camas devem ser mudadas frequentemente para evitar a acumulação de humidade e de agentes patogénicos.

Telhados e abrigos: Utilizar materiais duráveis que ofereçam isolamento térmico e proteção contra a chuva, tais como telhados de colmo, chapas metálicas onduladas com isolamento ou telhas de barro. Certifique-se de que o telhado tem uma inclinação adequada (mínimo de 30°) para permitir o escoamento da água durante as chuvas fortes. As caleiras podem ajudar a direcionar a água da chuva para fora do telheiro. Crie zonas de sombra dentro e fora da cabana para aliviar as cabras do sol tropical intenso.

Requisitos de espaço: Proporcione espaço suficiente por cabra para evitar a sobrelotação, que pode provocar stress, doenças e agressões. As cabras adultas necessitam de cerca de 1,5-2 m^2 por cabra**.** Os cabritos necessitam de cerca de 0,75-1,00 m2 por cabrito. Utilize divisórias para separar as cabras em função da idade, do tamanho e do estado fisiológico (por exemplo, cabras prenhes, cabras em lactação, cabritos) para as gerir mais eficazmente. **Gestão dos dejectos**: Limpe regularmente o estábulo para remover o estrume, as camas e os resíduos. Isto reduz o risco de doenças, odores e infestações de pragas. Implemente métodos de eliminação adequados, como a compostagem, para reciclar os resíduos e minimizar a contaminação ambiental. Assegure-se de que existe um sistema de drenagem adequado para gerir a água que escorre durante as chuvas e a urina das cabras. A água parada dentro ou à volta do estábulo aumenta o risco de parasitas e doenças como a podridão das patas.

Proteção contra predadores e pragas: Instalar uma vedação forte à volta do estábulo e da área de pastagem para proteger as cabras de predadores como cães selvagens, raposas e cobras. Implementar medidas de controlo de pragas para minimizar as moscas, mosquitos, carraças e outros vectores que se desenvolvem em climas tropicais. Utilizar redes de proteção contra insectos, mosquiteiros e controlos biológicos para controlar as pragas.

Abastecimento de água: Assegure-se de que as cabras têm sempre acesso a água limpa e fresca. As temperaturas elevadas e a humidade aumentam as necessidades de água, pelo que é essencial dispor de bebedouros suficientes. Limpe regularmente os bebedouros para evitar a contaminação e o crescimento de bactérias.

Alimentação e armazenamento: No interior do pavilhão, deve existir uma zona de alimentação separada e com sombra. Os comedouros devem ser elevados do chão para evitar a contaminação por estrume ou material de cama. Armazene os alimentos num local fresco e seco para evitar que se estraguem devido à humidade. Utilize recipientes de armazenamento à prova de parasitas para proteger os alimentos de roedores e insectos.

Prevenção de doenças e gestão da saúde: Os calendários regulares de vacinação e desparasitação são essenciais para prevenir doenças tropicais comuns e parasitas internos. A elevada humidade nas regiões tropicais aumenta o risco de apodrecimento dos cascos e de outras doenças dos cascos. O aparamento regular dos cascos e os pedilúvios com soluções anti-sépticas podem ajudar a manter a saúde dos cascos. Monitorize regularmente as cabras para detetar sinais de stress térmico (por exemplo, respiração ofegante, letargia), desidratação e doenças. Isole e trate imediatamente os animais doentes.

Considerações adicionais: Providencie compartimentos de reprodução separados para machos e fêmeas durante as épocas de reprodução para controlar o acasalamento e evitar o excesso de reprodução. Em algumas zonas tropicais, pode ser necessária iluminação artificial durante a estação das chuvas, quando a luz natural é limitada. Considere a possibilidade de utilizar iluminação e aquecedores de água alimentados por energia solar em áreas tropicais onde o acesso à eletricidade pode não ser fiável.

Conclusão: O maneio eficaz dos estábulos para caprinos nas regiões tropicais centra-se na abordagem do stress térmico, da humidade elevada, da precipitação e do controlo das doenças. Ao assegurar uma ventilação adequada, drenagem, higiene e controlo de pragas, juntamente com a disponibilização de espaço suficiente e proteção contra os elementos, os agricultores podem melhorar o bem-estar e a produtividade das cabras. A manutenção regular e o controlo da saúde são essenciais para garantir que as cabras prosperem em ambientes tropicais.

Referências

https://agritech.tnau.ac.in/animal husbandry/ani goat care%20&%20mgt.htmlhttps://veterinary.assam.gov.in/sites/default/files/swf utility folder/departments/ahve tdir webcomindia org oid 4/portlet/level 1/files/Goat%20Farming%20and%20Man agement.pdf

http://www.agritech.tnau.ac.in/expert

system/sheepgoat/General%20Disease%20Ma nagement.html

https://sites.google.com/site/viveklpm/sheep-and-goat-production-gestão/vantagens da criação de cabras

Capítulo 3: Gestão do alojamento dos caprinos

Introdução: Nas regiões tropicais, o alojamento dos caprinos é crucial para proteger os animais de condições climáticas extremas como o calor, a humidade e a chuva intensa. Uma gestão adequada do alojamento também reduz o risco de doenças, assegura o conforto e melhora a produtividade geral. Os caprinos nas regiões tropicais estão expostos a temperaturas elevadas, humidade e pragas, que podem afetar a sua saúde e crescimento. O alojamento deve atender a essas questões para manter as cabras saudáveis e produtivas.

Factores-chave

Localização e seleção do local: Escolha um local elevado num terreno mais alto para evitar inundações e alagamentos durante chuvas fortes. Assegure-se de que o terreno tem uma boa drenagem para evitar a estagnação da água, que pode atrair pragas e provocar doenças dos cascos. O estábulo das cabras deve estar perto de zonas de pastagem, de fontes de água e ser facilmente acessível para limpeza e alimentação. Escolha um local longe de água estagnada ou de áreas pantanosas, pois estas atraem mosquitos, moscas e outras pragas.

Conceção e disposição do telheiro: O galpão deve ser orientado para maximizar a ventilação natural e minimizar a exposição direta ao sol. A orientação norte-sul é geralmente preferida em áreas tropicais para evitar o sobreaquecimento devido à exposição prolongada ao sol. Um telhado de alta inclinação (30-45°) com uma grande saliência é ideal para permitir o escoamento da chuva e proporcionar sombra. Utilize materiais de cobertura que reflictam o calor, tais como chapas de ferro galvanizado, telhados de colmo ou chapas onduladas sem amianto. O colmo é excelente para manter o barracão fresco em tempo quente. Os balanços também ajudam a evitar que a água da chuva entre no galpão e proporcionam zonas de sombra adicionais para as cabras descansarem. As paredes abertas ou de ripas permitem um fluxo máximo de ar, ajudando a reduzir o calor e a humidade no interior da cabana. As paredes de rede ou as ripas (de bambu ou de madeira) podem proporcionar uma ventilação adequada e manter afastados os predadores e as pragas. Assegurar um espaço adequado entre as paredes e o teto para promover a circulação do ar e evitar a acumulação de calor.

Pavimento e drenagem: Os pavimentos elevados são essenciais nas regiões tropicais para manter as cabras secas durante a estação das chuvas. Isto também ajuda a manter a higiene e a reduzir o risco de infecções parasitárias. Recomenda-se o uso de pavimentos de ripas de madeira ou de bambu, pois permitem que a urina e as faces caiam através das ripas, mantendo o curral seco e reduzindo o odor. O pavimento deve ser elevado pelo menos 0,75-1,00 metros do solo para assegurar um bom fluxo de ar por baixo e evitar a acumulação de humidade. Se for utilizado um pavimento sólido, o betão é uma boa opção, pois é fácil de limpar. O pavimento deve ser ligeiramente inclinado para facilitar a drenagem. Nestes casos, a limpeza regular e a substituição da cama são essenciais para evitar doenças.

Requisitos de espaço: Proporcionar espaço suficiente por cabra para evitar a sobrelotação, que pode provocar stress, comportamentos agressivos e a propagação de doenças. Cabras adultas: 1,5-2,0 m^2 por cabra. Cabritos: 0,75-1,0 m^2 por cabrito. Divida o pavilhão em compartimentos com base na idade, no estado fisiológico (por exemplo, fêmeas prenhes, fêmeas em lactação, machos, cabritos) e no estado de saúde. Os currais para os cabritos devem ser separados para que os recém-nascidos não sejam pisados pelas outras cabras e para que recebam os cuidados adequados.

Materiais de cobertura: Utilize materiais que reflictam o calor, como chapas de ferro galvanizado, e considere adicionar isolamento sob o telhado para reduzir a acumulação de calor durante as partes mais quentes do dia.

Nas zonas rurais, o colmo é um excelente material de cobertura para climas tropicais, uma vez que proporciona um isolamento natural, mantendo o barracão fresco no tempo quente.

Proteção contra a chuva e o sol: Nas regiões tropicais é essencial ter sombra suficiente para proteger as cabras do sol direto, que pode causar stress térmico. As árvores ou uma simples tela de sombra no exterior da cabana podem proporcionar sombra adicional. Assegure-se de que o telheiro tem uma cobertura ou um beiral comprido para proteger as cabras da chuva forte, permitindo-lhes circular livremente entre as áreas sombreadas e as áreas abertas.

Gestão de resíduos e saneamento: A gestão adequada dos resíduos é vital nas regiões tropicais para prevenir doenças e controlar os odores. O estrume, a urina e as camas devem ser limpos com frequência. O estrume recolhido pode ser compostado e utilizado como fertilizante para as culturas ou vendido para gerar rendimentos. Instale sistemas de drenagem adequados para desviar a água da chuva e os resíduos para longe do pavilhão, assegurando que não há estagnação de água.

Controlo de pragas e doenças: Use malha ou rede para evitar a entrada de moscas, mosquitos e outros insectos que podem transmitir doenças. Devido ao elevado risco de infecções parasitárias nas regiões tropicais, implemente programas regulares de desparasitação e mantenha o chão seco para minimizar o risco de parasitas internos. A elevada humidade das regiões tropicais pode provocar problemas nos cascos, como o apodrecimento das patas. Certifique-se de que o pavilhão está seco e apare regularmente os cascos e trate quaisquer infecções dos cascos.

Água e alimentação: Fornecer água limpa e fresca em todas as alturas. As temperaturas elevadas das regiões tropicais aumentam as necessidades de água das cabras. Os bebedouros devem ser limpos regularmente para evitar a contaminação e a propagação de doenças. Os comedouros devem ser elevados e concebidos de modo a evitar que os alimentos sejam contaminados por fezes ou urina. Nas regiões tropicais, considere a possibilidade de instalar uma sombra ou um telhado sobre a zona de alimentação para evitar que os alimentos se molhem durante as chuvas, o que pode provocar a sua deterioração.

Factores adicionais

Gestão do stress térmico: Assegurar que o estábulo tenha zonas de sombra e abrigos frescos onde as cabras possam descansar durante as horas mais quentes do dia. Em climas muito quentes, considere a possibilidade de instalar sistemas simples de nebulização ou pulverização para arrefecer as cabras, particularmente durante a estação seca.

Proteção contra os predadores: Uma vedação forte à volta do barracão é essencial para proteger as cabras de predadores como cães selvagens, cobras ou raposas. Certifique-se de que o barracão está seguro durante a noite, quando os predadores estão mais activos. O barracão pode ser fechado com uma rede para manter os predadores afastados e permitir a circulação do ar.

Controlo sanitário e compartimentos de isolamento: Providencie compartimentos separados para os animais doentes ou em quarentena para evitar a propagação de doenças ao resto do rebanho. Monitorize regularmente as cabras para detetar sinais de stress térmico, desidratação ou doença. A deteção e o tratamento precoces são essenciais nos climas tropicais, onde as infecções podem propagar-se rapidamente.

Conclusão: O maneio adequado do alojamento nas regiões tropicais é essencial para assegurar a saúde, o conforto e a produtividade dos caprinos. A conceção do alojamento deve privilegiar a ventilação, a proteção contra o calor e a chuva, o espaço adequado e a facilidade de limpeza para evitar doenças. Ao abordar os desafios tropicais, como o stress térmico, a humidade e o controlo dos parasitas, os agricultores podem criar um ambiente onde as cabras possam prosperar durante todo o ano.

Referências

https://agritech.tnau.ac.in/expert system/sheepgoat/Housing%20of%20sheep%20and %20goats.html

Planos e requisitos de disposição dos abrigos para a criação de caprinos em pequena e média escala (10+1, 25+2 e 50+3 unidades de caprinos) elaborados pelo Instituto Central de Investigação sobre Caprinos, Makhdoom

Goat farming for improving livelihood security of farm women Por Sahoo et al, boletim técnico 33, Central institute for women in agriculture, Bhubaneshwar.

Alojamento de cabras por Jayashri R, Pashubandha, dezembro de 2020.

Misra AK, Ramana DBV, Prasad MS e Ramakrishna YS. 2007. Feeding and Management of Small Ruminants (K.V.K. Bulletin - 2/2007) Central Research Institute for Dryland Agriculture, Hydcrabad. Índia. 40P.

Sarvajeet Yadav, Amit Singh e Yajuvendra Singh Eds. 2016. Avanços na produção e gestão de ovinos e caprinos-2016. Pp 1-198. Compêndio do Programa de Formação (26-06-2016 a 30-06-2016). Publicado por: U.P. Pt. Deen Dayal Upadhyaya Pashu Chikitsa Vigyan VishwaVidhyalaya Evam Go-Anusandhan Sansthan, Mathura (U.P.) Série de Publicações No. 142.

https://infonet- biovision.org/sites/default/files/4196.13 alojamento de cabras alimentação 4.12.2010 0.pdf

Capítulo 4: Sistema de alojamento com chão de ripas para cabras

Introdução: Um tipo especializado de alojamento para o gado em que o pavimento é construído com ripas estreitas ou fendas. Estas aberturas permitem que o estrume e a urina caiam para o chão, mantendo a área de vida dos animais seca e limpa. Em climas tropicais caracterizados por elevada humidade, chuvas frequentes e calor, o sistema de chão de ripas é uma solução eficaz para manter a higiene, minimizar o risco de doenças e melhorar o bem-estar das cabras.

Componentes principais

Material do pavimento: A madeira e o bambu são materiais muito utilizados nas regiões tropicais devido à sua disponibilidade e acessibilidade. No entanto, têm de ser tratados para evitar a deterioração e garantir a durabilidade em condições de humidade. As ripas de plástico ou de PVC são duráveis, fáceis de limpar e resistentes à humidade, o que as torna ideais para ambientes húmidos. Os pavimentos de plástico estão a tornar-se mais populares nas explorações comerciais de caprinos.

Desenho do pavimento: Os espaços entre as ripas (largura das ripas) devem ser de cerca de 1-2 cm para as cabras adultas, suficientemente largos para permitir que os dejectos caiam, mas suficientemente estreitos para evitar ferimentos nos cascos. Para os cabritos, os espaços devem ser mais pequenos (menos de 1 cm) para evitar que as patas fiquem presas. O chão é geralmente elevado 0,75-1,5 metros acima do solo, permitindo uma boa circulação de ar por baixo da estrutura e proporcionando um espaço para a recolha dos dejectos.

Vantagens

Melhoria da higiene e do saneamento: Os pavimentos limpos e secos permitem que as faces, a urina e outros resíduos caiam pelas frestas, mantendo o espaço de vida das cabras seco e reduzindo o contacto direto com os resíduos. Manter o chão seco reduz a acumulação de humidade, o que ajuda a prevenir doenças como a podridão das patas, a mastite e as infestações parasitárias, que se desenvolvem em ambientes húmidos e molhados.

Melhor ventilação e conforto: A conceção aberta dos pavimentos de ripas melhora a circulação do ar por baixo e à volta das cabras, o que é fundamental para manter um ambiente mais fresco e confortável no calor e na humidade das regiões tropicais. Os pavimentos de ripas elevados, combinados com uma ventilação adequada, ajudam a reduzir a acumulação de calor e a diminuir o risco de stress térmico nas cabras.

Gestão eficaz dos resíduos: Os resíduos que caem através das ripas podem ser facilmente recolhidos e compostados, reduzindo a necessidade de mão de obra para a limpeza da área de alojamento e permitindo uma melhor gestão do estrume. Ao reduzir o contacto direto entre as cabras e os seus resíduos, o sistema ajuda a minimizar o odor, a infestação de moscas e a acumulação de gases nocivos como o amoníaco.

Conceção

Pavimento elevado: O chão deve ser suficientemente elevado (pelo menos 0,75-1 metro) para permitir uma limpeza fácil por baixo da estrutura e para promover o fluxo de ar, reduzindo a acumulação de calor na caixa.

Telhados e abrigos: Utilize materiais de cobertura duráveis e que reflictam o calor, como chapas metálicas onduladas ou telhados de colmo, para manter a habitação fresca e protegê-la das fortes chuvas tropicais. O telhado deve ultrapassar os limites da estrutura para evitar que a chuva entre na área da habitação. Assegure-se de que existe espaço aberto suficiente ou janelas ao longo dos lados da estrutura para permitir um fluxo de ar contínuo, que é essencial para o arrefecimento em climas tropicais.

Material do pavimento e durabilidade: Certifique-se de que o material utilizado para as ripas tem uma superfície antiderrapante para evitar ferimentos, especialmente durante a estação das chuvas. Os materiais devem ser resistentes à podridão e à deterioração. As ripas de bambu ou de madeira tratada são normalmente utilizadas, mas os pavimentos de PVC ou de plástico são mais duráveis em condições de humidade.

Atribuição de espaço: As cabras adultas necessitam de cerca de 1,5-2 metros quadrados por animal. Os cabritos precisam de cerca de 0,75-1 metro quadrado para garantir o conforto e reduzir o stress causado pela sobrelotação.

Sistema de gestão de resíduos: Deve haver uma área designada por baixo do chão de ripas para recolher os resíduos (fossa de estrume ou área de armazenamento). A remoção regular dos resíduos é essencial para evitar odores e moscas. O estrume recolhido por baixo do pavimento pode ser compostado e utilizado como fertilizante orgânico, reduzindo os resíduos e proporcionando benefícios adicionais para a exploração.

Benefícios

Benefícios para a saúde: O ambiente seco criado pelos pavimentos de ripas reduz o risco de problemas nos cascos, como a podridão das patas, que é comum nas regiões húmidas. Uma vez que as cabras não estão em contacto constante com os seus dejectos, o risco de infestações de parasitas internos e externos é minimizado, especialmente em áreas propensas a parasitas devido à elevada humidade.

Melhoria da produtividade: Ao proporcionar um espaço de vida mais fresco, mais limpo e mais seco, o sistema reduz os factores de stress ambiental, o que pode levar a melhores taxas de crescimento, melhor reprodução e maior produção de leite.

Eficiência em termos de tempo e mão de obra: A natureza de auto-limpeza dos pavimentos de ripas reduz a mão de obra necessária para a limpeza diária, tornando o sistema mais eficiente para a criação de cabras em grande escala. Um ambiente mais limpo com um contacto mínimo com os resíduos ajuda a melhorar a biossegurança geral da exploração, reduzindo a propagação de doenças infecciosas.

Desafios e limitações: A construção de um sistema de pavimento de ripas pode exigir um investimento inicial mais elevado em comparação com o pavimento tradicional, especialmente se forem utilizados materiais duráveis como o plástico ou a madeira tratada. As ripas de madeira podem degradar-se com o tempo devido à exposição à humidade, exigindo substituições ou reparações periódicas. É necessária uma inspeção regular para evitar lesões provocadas por ripas partidas ou gastas. Se as ripas forem demasiado largas ou mal construídas, existe o risco de ferimentos nos cascos. É necessário inspecionar e aparar regularmente os cascos para evitar lesões ou infecções.

Melhores práticas para implementar um sistema de pavimento de ripas

Inspeção e manutenção regulares: Inspecionar regularmente as ripas quanto ao seu desgaste, especialmente nos pavimentos de madeira, para evitar lascas ou fendas que possam ferir as cabras. Certifique-se de que a área de recolha de dejectos por baixo das ripas é limpa regularmente para evitar a acumulação de dejectos e amoníaco.

Espaço e ventilação adequados: Evite a sobrelotação para garantir o conforto das cabras e reduzir os problemas relacionados com o stress. Em climas muito quentes, podem ser instaladas ventoinhas ou sistemas de nebulização para melhorar o fluxo de ar e reduzir ainda mais o stress térmico.

Controlo sanitário: Inspeccione regularmente os cascos das cabras e apare-os se necessário. Os banhos de cascos também podem ser usados periodicamente para reduzir o risco de infecções como a podridão dos cascos. Mantenha um programa regular de controlo de parasitas, incluindo a desparasitação e a verificação de sinais de parasitas externos como carraças ou piolhos.

Conclusão: O sistema de alojamento com chão de ripas é altamente adequado para regiões tropicais, oferecendo benefícios significativos em termos de saneamento, prevenção de doenças e melhoria do bem-estar das cabras. Embora o sistema exija um investimento inicial mais elevado e manutenção contínua, é uma opção de alojamento eficiente e sustentável, particularmente em regiões com elevada humidade e precipitação. Com uma conceção, gestão e manutenção regular adequadas, os sistemas de pavimento ripado podem aumentar a produtividade, reduzir os custos de mão de obra e assegurar uma melhor saúde das cabras em climas tropicais.

Referências

https://vikaspedia.in/agriculture/women-and-agriculture/inspiring-stories-of- progressive-women-farmers/slatted-floor-goat-farming

Ramachandran N, Singh SP, Arvind Kumar, Pourouchottamane R, Ravi Ranjan, Rai B, Navnath Indore e Goel AK. 2020. Effect of plastic slatted flooring on growth and welfare of stall-fed kids. Jornal Indiano de Ciências Animais. 90(4): 623-627.

https://www.pashudhanpraharee.com/housing-design-layout-for-ideal-commercial- goat-farm-for-indian-sub-continents/#google vignette

https://www.pashudhanpraharee.com/some-future-prospective-for-indian-goat- empresários/

Capítulo 5: Maneio nutricional dos caprinos

Introdução: O maneio nutricional desempenha um papel fundamental na manutenção da saúde, da produtividade e do desempenho reprodutivo dos caprinos. Nas regiões tropicais, as temperaturas elevadas, as variações sazonais na disponibilidade de forragem e o risco de carências nutricionais tornam a nutrição adequada um desafio, mas essencial. Os desafios do clima tropical incluem a disponibilidade limitada de forragem durante a estação seca, pastagens de baixa qualidade e stress térmico, que podem reduzir o consumo de ração e a produtividade global.

Necessidades nutricionais

Os caprinos têm necessidades nutricionais específicas em função das suas fases fisiológicas, como o crescimento, a manutenção, a gravidez, a lactação e a reprodução. Estas necessidades nutricionais devem ser ajustadas em função das condições ambientais das regiões tropicais.

Energia: As cabras necessitam de energia para manter as funções do corpo, o crescimento, a reprodução e a produção de leite. As cabras das regiões tropicais devem ser alimentadas com alimentos altamente energéticos, como os grãos de cereais (milho, sorgo, painço), melaço e sementes oleaginosas (como as sementes de amendoim e de girassol).

Proteínas: As proteínas são essenciais para o crescimento, a produção de leite e a reprodução. As forragens de leguminosas como a Leucaena, a Gliricidia, a Calliandra e a Sesbania são ideais para as regiões tropicais, uma vez que se desenvolvem em climas quentes e melhoram a fertilidade do solo. Concentrados como a farinha de soja, o bagaço de óleo de coco e o bagaço de amendoim.

Minerais: A suplementação mineral é essencial, uma vez que as forragens tropicais são frequentemente deficientes em minerais essenciais, especialmente durante a estação seca. O cálcio (Ca) e o fósforo (P) são vitais para o crescimento, desenvolvimento ósseo e reprodução. O sal (NaCl) e os minerais vestigiais, como o zinco (Zn), o cobre (Cu) e o selénio (Se), devem ser fornecidos através de blocos minerais ou lambidas.

Vitaminas: As vitaminas, particularmente A, D e E, são necessárias para a função imunitária, a reprodução e uma pele saudável. Nas regiões tropicais, as forragens verdes frescas fornecem geralmente vitaminas adequadas, mas pode ser necessário um suplemento durante a estação seca, quando as forragens frescas são escassas.

Água: As cabras precisam de água abundante e limpa, especialmente em ambientes quentes e húmidos. O calor tropical aumenta as necessidades de água, pois as cabras bebem mais para manter a temperatura do corpo e evitar a desidratação.

Forragens comuns e recursos alimentares

Forragem verde: As gramíneas tropicais comuns como o capim Napier, o capim Guiné e a Brachiaria são excelentes para forragem. Estas gramíneas são frequentemente utilizadas em sistemas de corte e transporte para fornecer forragem verde fresca. As leguminosas como a Leucaena, Stylosanthes e Desmodium não só são ricas em proteínas como também aumentam a fertilidade do solo através da fixação de azoto.

Resíduos de culturas: Os resíduos de culturas são abundantes nos sistemas agrícolas tropicais e podem servir como alimento suplementar, especialmente durante a estação seca. Os resíduos de cereais (por exemplo, milho, sorgo), palha de arroz ou de trigo e folhas de bananeira ou de plátano. Uma vez que os resíduos de culturas são pobres em proteínas e energia, devem ser complementados com forragens ricas em proteínas ou concentrados.

Forragens de árvores: Nas regiões tropicais, as forragens de árvores são frequentemente uma fonte importante de nutrição, especialmente durante a estação seca. As espécies *Gliricidia sepium, Leucaena Ieucocephala, Moringa oleifera* e Acacia são ricas em proteínas e prosperam em climas tropicais.

Concentrados e suplementos: A suplementação das cabras com alimentos densos em energia, como milho, farelo de trigo, farelo de arroz e bagaço de oleaginosas, melhora a sua nutrição geral, particularmente no caso das fêmeas prenhes e em lactação. Para assegurar uma nutrição equilibrada, devem ser oferecidos suplementos minerais e vitamínicos comerciais, particularmente em áreas onde as fontes naturais de alimentação são deficientes em nutrientes essenciais.

Estratégias de alimentação

Gestão das pastagens e do pastoreio: A prática do pastoreio rotativo nas regiões tropicais assegura que as cabras tenham acesso a pastagens frescas, evitando o sobrepastoreio e a degradação das pastagens. Durante a estação seca, a disponibilidade de forragem pode ser baixa. Para garantir uma nutrição adequada, os agricultores podem ter de suplementar com alimentos armazenados ou forragem.

Conservação de alimentos: A conservação de forragens de alta qualidade durante a estação das chuvas sob a forma de silagem é uma boa estratégia para garantir a disponibilidade de alimentos durante a estação seca. O capim Napier e o milho são culturas ideais para silagem nas regiões tropicais. O feno pode ser produzido a partir de leguminosas forrageiras como a luzerna, Stylosanthes e Desmodium. Este pode ser armazenado e dado às cabras durante os períodos de escassez de forragens.

Suplementação: Durante a estação seca, quando as forragens são de má qualidade, é necessário suplementar com fontes de energia e proteínas para manter a produtividade. Utilizar melaço, bagaço de oleaginosas ou forragens de árvores leguminosas para aumentar a ingestão nutricional. Aumenta a digestibilidade e o valor nutricional de palhas ou resíduos de culturas de baixa qualidade.

Gestão nutricional com base no estádio fisiológico

Cabritos em crescimento: Os cabritos jovens necessitam de proteínas e energia de alta qualidade para suportar um crescimento rápido. Forneça forragens ricas em proteínas, tais como leguminosas ou suplementos concentrados com energia equilibrada.

Coelhas grávidas e em lactação: As necessidades nutricionais aumentam drasticamente durante o final da gravidez. Os alimentos ricos em energia (como os cereais) e as fontes de proteínas são essenciais para a saúde da coelha e dos cabritos em desenvolvimento. Após o parto, as coelhas necessitam de maiores quantidades de proteínas e energia para produzir leite. A alimentação com forragens ricas em proteínas (como a Gliricidia ou a Leucaena) e suplementos de cereais assegura uma produção de leite adequada.

Reprodutores: Os machos reprodutores devem ser mantidos em boas condições, nem demasiado gordos nem demasiado magros. Os alimentos ricos em proteínas e minerais ajudam a manter a fertilidade e a resistência durante a época de reprodução.

Atenuar os desafios nutricionais

Gestão do stress térmico: Nos climas tropicais, o stress térmico pode reduzir o consumo de ração e a produtividade. Proporcione sombra e água potável fresca para minimizar os efeitos do calor no consumo de ração. A alimentação durante as horas mais frescas do dia (de manhã e à noite) pode ajudar a manter os níveis de consumo.

Resolver a deficiência de forragem: Os agricultores das regiões tropicais podem criar bancos de forragem (áreas plantadas com espécies tolerantes à seca, como a Leucaena ou a Moringa) para garantir o fornecimento contínuo de forragem durante os períodos de escassez. O fornecimento de blocos multi-nutrientes com ureia, melaço, minerais e vitaminas pode ajudar a manter a ingestão nutricional durante os períodos de escassez.

Disponibilidade de água: A escassez de água é um problema comum nas regiões tropicais, especialmente durante os períodos de seca. Providencie fontes de água suficientes para evitar a desidratação e assegure-se de que as cabras têm acesso a água potável durante todo o dia.

Conclusão: O maneio nutricional eficaz nas regiões tropicais envolve a utilização de forragens disponíveis localmente, a suplementação estratégica durante os períodos de carência e a implementação de práticas de conservação de alimentos. Ao satisfazer as necessidades alimentares das cabras através de uma gestão adequada das forragens, dos suplementos e da água, os agricultores podem melhorar as taxas de crescimento, o desempenho reprodutivo e a produtividade global do efetivo em ambientes tropicais difíceis.

Referências

https://www.gov.mb.ca/agriculture/livestock/goat/pubs/goats-and-their-nutrition.pdf

https://content. ces.ncsu.edu/nutritional-feeding-management-of-meat-goats

http://www.agritech.tnau.ac.in/expert system/sheepgoat/Feeding%20Management%2

0of%20Sheep%20and%20Goats.html

https://www.msdvetmanual.com/management-and-nutrition/nutrition-goats/nutritional-requirements-of-goats#Minerals v3321930

https:// extension.okstate.edu/programs/meat-goat-production/ site-files/docs/chapter- 5-goat-nutrition.pdf

Singh AK. 2018. Gestão da alimentação de cabras. Indian Farmer. 5(09): 995-1000.

Nipane SF, Roupesh G, Kawitkar SB, Dhok AP, Jawale MR, Chopde SV e Lende SR. 2023. Estratégia nutricional em caprinos. Capítulo 18. In: Goat Production and Management. Choudhary Publishing Media, Ghaziabad (U.P.). Indian Journal of Livestock and Veterinary Research. 3(1): 144-157.

Capítulo 6: Gestão da cabra na estação das chuvas

Introdução: A cabra é maioritariamente criada pelos agricultores marginais, pequenos e semi-médios e pelos trabalhadores sem terra como fonte de rendimento de apoio à sua subsistência, juntamente com a agricultura. As ilhas Andaman e Nicobar registam uma precipitação (mm) mais elevada na estação das chuvas (444,92 ± 13,62/mês) do que no verão seco (89,04 ± 8,84), com um total de mais de 3000 mm por ano, num período de 8 meses. Além disso, o índice de temperatura e humidade foi mais elevado no verão seco (85,59 ± 1,15) do que na estação das chuvas (84,92 ± 1,59). Além disso, as ilhas Andaman e Nicobar são frequentemente afectadas por depressões ciclónicas que, por sua vez, provocam chuvas e ventos fortes. Assim, as espécies pecuárias, em especial a cabra, sofrem um stress grave durante a estação das chuvas. Por conseguinte, é importante proteger as cabras das condições climatéricas adversas ou inclinadas durante a estação das chuvas, o que ajudará os agricultores financeiramente, melhorando a produção agrícola e o bem-estar das espécies pecuárias. A humidade aumenta durante a estação das chuvas e aumenta ainda mais no interior do estábulo devido ao ar expirado, aos dejectos dos animais e ao calor dos animais; assim, estes factores agravam o microclima e afectam o ambiente confortável, o que, por sua vez, provoca uma série de problemas como stress, lesões, doenças infecciosas e infestação parasitária. Por conseguinte, a criação de cabras requer cuidados adequados, proteção e gestão dos animais contra condições climáticas adversas ou desagradáveis. O tempo frio, a água impura e o excesso de trabalho durante a estação das chuvas podem fazer a diferença na saúde do gado e também na sua produtividade e eficiência.

Problemas comuns numa exploração de caprinos durante a estação das chuvas

Fuga no telhado: As fugas de água no telhado do pavilhão provocam um ambiente húmido e criam desconforto para os animais. As fugas de água misturam-se com a urina e o estrume e induzem a produção de amoníaco que, por sua vez, provoca irritação nos olhos. A coccidiose ocorre devido a fugas de água em locais não limpos. A água estagnada contínua provoca a doença do apodrecimento dos cascos. Apare o casco demasiado crescido para evitar ferimentos de três em três meses para tratar da podridão do casco e de outras doenças relacionadas com o casco. Mergulhar os cascos numa solução de sulfato de cobre para os tornar duros e evitar fissuras e podridão podal. Isto pode ser feito uma vez por ano antes do início da chuva. Um estábulo sujo também provoca feridas na pele, mastite, doenças respiratórias, problemas digestivos, problemas de pés e outros, que são mais frequentes durante as estações das chuvas. Por conseguinte, os estábulos devem ser reparados antes da estação das chuvas para evitar qualquer fuga de água durante as chuvas. O sistema de ventilação deve ser melhorado com a utilização de exaustores, ventiladores ou outros sistemas de ventilação de saída. As cabras devem ser protegidas do vento e da chuva, o que, por sua vez, lhes dá mais força para resistir às doenças.

Infeção bacteriana e infestação por vermes: Na estação das chuvas, os animais infectados ou doentes podem contaminar a água e o solo, o que, por sua vez, aumenta a transmissão de doenças no rebanho. O aumento da água da chuva induz a multiplicação de bactérias que, por sua vez, provocam doenças. A infestação por parasitas é outro problema na estação das chuvas. Por conseguinte, a desparasitação deve ser efectuada antes do início, a meio e no final da estação das chuvas contra vários parasitas internos. Os animais de criação devem ser vacinados contra doenças infecciosas como a septicemia hemorrágica (SH), o quarto negro (BQ) e a febre aftosa (FMD).

As cabras feridas e lesionadas devem ser tratadas de forma higiénica e as outras lesões devem ser tratadas de forma adequada na estação das chuvas.

Problema de alimentação: Não permitir que as cabras pastem durante a chuva. Considerar um sistema de maneio intensivo na estação das chuvas. As gramíneas na estação das chuvas têm mais água e fibras e não são benéficas para os animais. O enchimento do estômago com erva provoca a perda de electrólitos e de nutrientes. Isto afecta o desempenho da produção e da reprodução. As gramíneas jovens devem ser cortadas e secas à luz do sol antes da alimentação. A forragem verde deve ser fornecida com a forragem seca aos animais que dão maior produção de leite. As forragens verdes devem ser secas à luz do sol antes de serem dadas aos animais durante a estação das chuvas. O bloco de ração é a melhor opção para alimentar os animais na estação das chuvas. A conservação de forragens verdes sob a forma de feno ou silagem ajuda a alimentar os animais em caso de escassez durante a estação das chuvas. Fornecer blocos de ração enriquecidos com minerais e vitaminas na estação das chuvas. Os alimentos ou ingredientes para alimentação animal devem ser armazenados em local seco, com uma plataforma adequada e ao abrigo da chuva ou da humidade. Os animais não devem ser autorizados a pastar durante a estação das chuvas, uma vez que as ervas jovens contêm maior quantidade de água, o que, por sua vez, afecta o grau de leite. O maneio adequado da forragem seca minimiza a perda do perfil nutricional na estação das chuvas. Durante a estação das chuvas, as cabras precisam de mais energia para manter a temperatura do corpo. Também necessitam de forragem grosseira que pode ser fornecida através de erva, alfafa ou feno misto. O sal e os minerais também devem estar disponíveis. Os cabritos não devem ser alimentados com cereais, pois não são capazes de os digerir, mas podem ser alimentados por cabras adultas. A água limpa, potável e quente deve ser fornecida para beber durante a estação das chuvas. Por isso, na estação das chuvas, os animais são alimentados com forragens verdes e secas de boa qualidade e em quantidade suficiente, bem como com alimentos concentrados. Durante a pré-monção ou o período inicial da monção, há escassez de alimentos ou de forragens, pelo que podem ser utilizadas como alimentos para animais forragens não convencionais, como folhas de árvores, gramíneas e outros subprodutos da indústria dos alimentos para animais. As forragens não convencionais contêm factores antinutricionais, pelo que devem ser processadas com melaço de ureia ou tratamentos alcalinos que, por sua vez, reduzem os efeitos adversos na saúde e na produção dos animais.

Problema das carraças e das moscas: Nas regiões tropicais húmidas, as carraças multiplicam-se e espalham-se mais rapidamente na estação das chuvas. As carraças sugam o sangue das cabras e provocam anemia e morte. As carraças albergam, multiplicam-se e propagam doenças hemoprotozoárias. As moscas também aumentam em número na estação das chuvas e causam incómodo, irritação e sucção de sangue, o que prejudica a produção e o desempenho reprodutivo. A pulverização regular de insecticidas no estábulo dos animais permite controlar o parasita externo. A ferida da larva é mais frequente durante a estação das chuvas, pois a reprodução das moscas é maior na estação das chuvas. Por isso, é necessário injetar ivermectina nas cabras não prenhes e cânfora ou óleo de terebintina, seguido de repelente de moscas e pomada anti-séptica nas cabras prenhes. As doenças parasitárias são transmitidas por insectos vectores como moscas, mosquitos, carraças, ácaros, etc., porque a sua população aumenta durante as chuvas. A água parada dentro e à volta do estábulo deve ser eliminada ou reduzida ao mínimo, pois ela controla os mosquitos. Devem ser pulverizados insecticidas adequados a intervalos regulares durante a monção, uma vez que a estação das chuvas é a mais favorável à reprodução e ao crescimento de insectos, pelo que também é chamada estação das moscas. A limpeza, a secagem, o saneamento e a desinfestação do estábulo e das suas instalações são essenciais durante a estação das chuvas, com 1-2% de fenil ou cal rápida ou hipoclorito de sódio de 2,5-4% de carbonato de sódio.

Doenças do úbere: A mastite é comum na estação das chuvas em cabras em lactação ou recém paridas. Os estábulos húmidos, sujos ou mal limpos durante a estação das chuvas provocam mastites graves que, por sua vez, induzem a fibrose do úbere e a produção de leite diminui ou pára, ou a presença de flocos no leite. Para evitar infecções do úbere, deve limpar-se com muita frequência os granulados, os restos de comida e a urina das cabras. Os animais devem fazer exercício suficiente e o úbere deve ser mais cuidado, pois as doenças do úbere são frequentes na estação das chuvas, o que afecta a produção.

Bolor nos alimentos para animais: A humidade elevada cria bolores nos alimentos. Os alimentos bolorentos induzem problemas de reprodução e afectam o desempenho da produção. Por conseguinte, os alimentos para animais devem ser bem protegidos da chuva. Os alimentos concentrados devem ser armazenados em armazéns à prova de humidade para evitar a contaminação, especialmente com aflatoxinas. Os alimentos para animais devem também ser tratados com um agente anti-bolor para evitar o desenvolvimento de bolores. O armazém de alimentos para animais deve estar livre de fugas de água. Na estação das chuvas, a prática de blocos de alimentação é adequada e isenta de humidade.

Pavimento não escorregadio: O pavimento do pavilhão deve ser antiderrapante. O pavimento de betão com formato antiderrapante é adequado para o pavilhão dos animais na estação das chuvas. O pavimento deve ter um declive adequado da cabeça à cauda para permitir o escoamento da água da chuva.

Material de cama: O material de cama seco é adequado durante a estação das chuvas. Se o chão estiver húmido e frio, o animal pode sentir-se desconfortável e gastar mais energia na produção de calor para manter a temperatura normal do corpo. Por conseguinte, é necessário fornecer materiais de cama secos adequados durante a estação das chuvas. Mantenha um ambiente quente no interior do abrigo queimando lenha com casca de coco/folhas de neem/vitextrifolia. As forragens secas, os sacos de juta grossos ou os colchões para animais são adequados como material de cama para o gado. Os sacos de areia ou os sacos de juta podem ser usados para cobrir as cabras, especialmente as mais jovens, para as prevenir de hipotermia, pneumonia ou outras doenças respiratórias que prevalecem durante a estação das chuvas. As cabras que parem durante a estação das chuvas necessitarão de mais abrigo porque os cabritos não conseguirão manter a sua temperatura corporal no exterior. Uma lâmpada de aquecimento pode ser necessária nestas situações, mas só deve ser utilizada com extremo cuidado devido ao risco de incêndios no estábulo ou de os animais roerem os cabos eléctricos. Um estrado de madeira com uma altura adequada é outra opção para evitar que o chão arrefeça na estação das chuvas. Uma rede ou plataforma de plástico com um desenho e uma altura adequados também pode ser utilizada como pavimento para os animais na estação das chuvas. Como material de pavimento podem ser utilizadas ripas de arecanut, ripas de bambu ou ripas de madeira com 3″ de espessura e 1″ de largura, que são colocadas uma após a outra com um intervalo de cerca de 1 cm entre elas. Neste sistema, é necessário um espaço de 2'6" x 4'6" para cada cabra. O tipo de habitação de ripas é preferido na ANI, devido à elevada humidade e às fortes chuvas. A vantagem do alojamento com ripas é que as cabras não entram em contacto direto com a sua urina e fezes, o que evita a ocorrência de várias doenças parasitárias e respiratórias. Como as cabras precisam de ser protegidas contra o eventual encharcamento, neste tipo de habitação o chão é elevado cerca de 1,5 a 2 metros acima do solo para facilitar a limpeza. O pavimento por baixo do pavimento de ripas pode ser um outro pavimento onde cairá a urina e o estrume que deverá ser limpo regularmente. O canal de drenagem do galpão para animais ajudará a evitar a entrada de água da chuva no chão do galpão.

Água potável: Deve ser fornecida aos animais água potável em quantidade e qualidade suficientes durante a estação das chuvas. A água potável deve ser limpa, potável e facilmente disponível. Durante a estação das chuvas, a água é misturada com lama ou areia; por conseguinte, a água deve ser filtrada, esterilizada e aquecida antes de ser fornecida aos animais.

Cuidados a ter com as crianças durante a estação das chuvas: As crianças não podem sair à rua durante os dias de chuva, pois podem não ter desenvolvido resistência contra as doenças. O corpo das crianças tem mais água e é propenso ao stress do frio na estação das chuvas; por conseguinte, as crianças devem ser aquecidas adequadamente, alimentadas com um pouco mais de leite e com panos de proteção para gerar calor e evitar o choque do frio.

Controlo das doenças durante a estação das chuvas: As crianças com mais de 3 meses de idade devem receber desparasitante. A desparasitação deve ser efectuada após o início, no meio e no fim da estação das chuvas, uma vez que os vermes se desenvolvem a uma taxa mais elevada durante este período contra os nemátodos, tremátodos e cestóides. Após uma semana, vacinar contra a doença da Peste dos Pequenos Ruminantes (PPR) e após um mês, vacinar contra a Enterotoxémia (ET). As cabras sofrem de problemas de cascos durante a estação das chuvas. A limpeza dos cascos com cal duas vezes por semana pode reduzir o problema das úlceras dos cascos. Os animais devem ser mergulhados para a remoção de ectoparasitas com ectoparasiticidas adequados e cortar e limpar todos os arbustos ou plantas perto dos estábulos dos animais. As feridas ou cortes devem ser tratados com pomadas adequadas para evitar infecções graves e outras complicações . A exploração animal deve ser desinfectada regularmente com um desinfetante adequado. Os animais de ordenha devem ser cuidadosos na estação das chuvas para evitar ferimentos ou infecções. Não se deve permitir que os animais bebam água vermelha ou água lamacenta que esteja estagnada no campo, uma vez que esta água provoca constipação grave, diarreia, febre catarral ou muitas outras doenças. A proteção dos animais de criação contra as intempéries da estação das chuvas é importante, pois trará benefícios económicos aos agricultores através do aumento da produção.

O que fazer e o que não fazer durante a estação das chuvas na criação de cabras

O que fazer

- Atualizar os conhecimentos sobre as previsões meteorológicas locais
- O abrigo para cabras deve ter um telhado à prova de fugas e sem danos
- O abrigo para cabras deve ter um telhado com materiais como ferro ondulado ou madeira, alumínio ou aço galvanizado.
- Devem ser criados bancos de forragem com alimentos e forragens adequados e apropriados.
- Os alimentos para animais e as forragens devem estar num local

seco.

- As forragens verdes devem ser aparadas e secas ao sol antes da alimentação
- Os bebedouros devem ser limpos e garantir a disponibilidade de água limpa e fresca.
- Os animais prenhes (mais de 6 meses) deveriam receber alimentos suplementares durante a estação das chuvas.
- A desparasitação é obrigatória no início, a meio e no fim da estação das chuvas, uma vez que os vermes proliferam mais rapidamente nessa altura.
- Desinfetar frequentemente todos os arbustos e arbustos na proximidade dos estábulos e das explorações e pulverizar as cabras para eliminar os ectoparasitas.
- O cemitério para os animais mortos deve estar afastado do galpão e das fontes de água.
- Os animais mortos devem ser eliminados por queima ou por enterramento profundo com a utilização de cal e sal.

O que não fazer

- Não se deve superlotar os caprinos num único galpão
- O pastoreio ou a deslocação das cabras deve ser evitado durante o período de chuva
- Não permitir o pastoreio de animais na zona afetada por esgotos e pastagens infestadas de fungos.
- A água, os alimentos e as forragens não devem estar muito longe para os animais se deslocarem.
- Os cadáveres de animais doentes não devem ser enterrados perto de recursos hídricos ou de terras de pastagem

- Os terrenos de pastagem ou os estábulos para cabras não devem estar próximos de lagos e massas de água
- O estábulo para cabras não deve estar próximo de equipamentos eléctricos ou de estações ou postes eléctricos.
- Evitar o stress associado ao transporte de longa distância, à subnutrição e ao stress ambiental.

Conclusão: A criação de cabras é um desafio durante a estação das chuvas nas ilhas Andaman e Nicobar. É importante proteger as cabras das condições climatéricas adversas ou inclinadas durante a estação das chuvas, pois isso ajudará os criadores de cabras a manter a produção agrícola e a melhorar o bem-estar dos animais. Por conseguinte, é necessário compreender os problemas que surgem durante a estação das chuvas e tomar medidas profilácticas e terapêuticas para proteger as cabras do stress provocado pelas condições meteorológicas adversas ou inclinadas, o que será benéfico para a rentabilidade da exploração caprina.

Referências

Bharali M, Medhi L, Sarma S, Hassan M e Boruah K. 2022. Gestão de cabras durante o verão e as estações das chuvas no sopé da região dos Himalaias. Bione, Ezine of Biological Sciences. Publicado por Babrone Team, College of Veterinary Science, Khanapara, Guwahati-22, 781022.

https:// epashupalan.com/6025/animal-husbandry/care-and-management-of-livestock- in-rainy-season/

http://www.agritech.tnau.ac.in/expert system/sheepgoat/Disease%20control%20and %20management%20of%20Sheep%20and%20Goat.html

https://www.pashudhanpraharee.com/care-and-management-of-livestockin-rainy- season-2/

Bhoomika, Sonam Bhatt, Vivek Kumar Singh, Anjay e Kaushik P. 2022. Cuidados e gestão de animais de criação durante a estação das chuvas. Just Agriculture. 3(1): 1-3.

https://www.caruslab.com/care-and-management-of-dairy-animals-in-monsoon-season/

Capítulo 7 : Gestão dos caprinos no verão

Introdução: Os caprinos são maioritariamente criados pelos agricultores marginais, pequenos e semi-médios e pelos trabalhadores sem terra como fonte de rendimento de apoio, juntamente com a agricultura, para a sua subsistência. O gado sofre um stress grave na IAN devido ao efeito combinado de um fotoperíodo mais longo (9,20 vs 4,28 h/dia), de um THI mais elevado (85,59 vs 83,28/dia), de uma precipitação reduzida (89,04 vs 444,92 mm/mês), de uma temperatura da superfície do mar mais elevada (29,94 vs 27,97 °C/dia) e de uma irradiância solar direta mais elevada (6,24 vs 3,47 kWh/m2/dia) no verão seco em comparação com a estação das chuvas. Dada a curta largura do grupo de ilhas Andamão (média: 24 km e máxima: 52 km), o stress severo provoca efeitos adversos na saúde, na produção e no desempenho reprodutivo das cabras das ilhas Andamão e Nicobar. Assim, as espécies pecuárias, em especial a cabra, sofrem um stress grave durante a estação seca do verão. Por conseguinte, é importante proteger as cabras das condições meteorológicas adversas ou inclinadas durante a estação seca do verão, o que ajudará os agricultores financeiramente, melhorando a produção agrícola e o bem-estar das espécies pecuárias. A humidade e a temperatura aumentam durante a estação seca do verão e aumentam ainda mais no interior do estábulo devido ao ar expirado, aos dejectos dos animais e ao calor dos animais; assim, estes factores agravam o microclima e afectam o ambiente confortável, o que, por sua vez, desencadeia uma série de problemas como stress, lesões, doenças infecciosas e infestação parasitária. Por conseguinte, a criação de cabras requer cuidados adequados, proteção e gestão dos animais contra condições climáticas adversas ou desagradáveis. O tempo quente, a água impura e o excesso de trabalho durante a estação seca do verão podem fazer a diferença na saúde do gado e também na sua produtividade e eficiência.

Sintomas de stress térmico nos caprinos

- Acariciar-se à sombra, babar-se, ofegar, respirar de boca aberta, diminuir a ingestão de alimentos e aumentar o consumo de água.
- Em casos graves de stress térmico em caprinos, pode observar-se falta de coordenação, tremores e animais abatidos.
- A procura de sombra é uma forma evidente de adaptação comportamental. Se não houver sombra disponível, os animais alteram a sua postura para a posição vertical em relação ao sol, a fim de reduzir a área efectiva de troca de calor.
- Os animais podem mudar de postura, ou seja, ficar de pé ou espalhar-se para aumentar a superfície de perda de calor e reduzir a atividade.
- Sob forte stress térmico, os animais humedecem a superfície do corpo com água, saliva ou secreções nasais.
- As cabras manifestaram uma diminuição da micção e da defecação em condições de stress térmico. A razão para a redução da frequência da micção pode dever-se ao aumento dos mecanismos de arrefecimento respiratório e cutâneo, que podem levar a uma desidratação grave, conduzindo assim a uma redução da frequência da micção. Além disso, a redução da frequência de defecação poderia ser um mecanismo adaptativo destes animais para conservar a água corporal.
- No calor extremo, tendem a deitar-se para reduzir a sua locomoção e passam mais tempo à sombra.
- Estar de pé e deitado são mecanismos comportamentais adaptativos para evitar uma carga térmica adicional proveniente do solo e para facilitar uma disseminação eficaz do calor.
- Os animais sujeitos a stress térmico diminuem a ingestão de alimentos

numa tentativa de criar menos calor metabólico porque o incremento térmico da alimentação é uma fonte importante de produção de calor.

- Além disso, as necessidades de manutenção aumentaram em 30% devido ao stress térmico e a ingestão de energia não seria suficiente para cobrir as necessidades diárias, o que resulta numa aparente perda de peso corporal.
- O peso corporal, o consumo diário de ração e o ganho de peso diminuíram em condições de stress térmico em cabras.
- O stress térmico conduz também à aberração das funções reprodutivas, ao stress oxidativo, à disfunção enzimática, a desequilíbrios electrolíticos, promovendo um equilíbrio endócrino desfavorável e reduzindo o consumo de alimentos e a qualidade da carne.
- A produtividade e a eficiência reprodutiva dos caprinos diminuem durante o verão e os cuidados alimentares e de gestão são dois parâmetros importantes para gerir o stress térmico.
- O stress térmico induz um aumento da temperatura corporal e rectal, uma respiração rápida e superficial, aumenta a frequência cardíaca, a frequência de pulso, a frequência respiratória, aumenta o fluxo sanguíneo periférico, reduz a ingestão de alimentos, aumenta a ingestão de água, transpiração, respiração ofegante, salivação invulgar, tonturas/ inconsciência, a pele torna-se baça e fria, reduz as hormonas de crescimento, mortalidade elevada, reduz a produção de leite, reduz a eficiência reprodutiva, diminui a expressão do estro, a taxa de conceção e aumenta a duração do período de serviço e do período seco. Em caso de golpe de calor, a temperatura do corpo é muito elevada, chegando por vezes a atingir os 106 - 108°F.
- A temperatura ambiente ultrapassa a temperatura crítica superior; o corpo é incapaz de manter a temperatura corporal central através da transpiração

e da respiração ofegante. Por conseguinte, sofrem de hipertermia.

- As raças de caprinos autóctones são mais tolerantes ao calor, ao passo que as raças de caprinos cruzados e exóticos são muito sensíveis ao stress térmico.

Atenuação do stress térmico

Os produtores/proprietários de pequenos ruminantes deveriam adotar uma série de métodos para superar os efeitos negativos do stress térmico, incluindo a utilização de sombras, estratégias de alimentação e de pastoreio, fornecimento de água, tempo de maneio, utilização de ventoinhas e de arrefecimento evaporativo e seleção do local de alojamento dos animais.

Sombreamento: A sombra é o método mais fácil de reduzir o impacto da radiação solar elevada e é aplicável em condições extensivas. A utilização de sombras, ventoinhas ou arrefecimento evaporativo não é possível nos sistemas semi-intensivos, uma vez que as cabras pastam ao ar livre durante a maior parte do dia, o que exige outras estratégias (por exemplo, sombras portáteis) para contrariar os efeitos adversos do stress térmico. O acesso dos animais à sombra durante o verão é simples, fácil, barato e um instrumento eficaz para minimizar o stress térmico. O acesso dos caprinos à sombra permite reduzir a temperatura rectal e a taxa de respiração dos caprinos. Uma estrutura de sombra bem concebida reduz a carga térmica em 30-50%. Os abrigos não precisam de ser complicados ou elaborados, as árvores e os arbustos podem servir de abrigo para os animais contra a radiação solar e são geralmente a alternativa mais económica. Se não existirem abrigos naturais, muitos produtores de cabras utilizam cabanas de plástico para os vitelos. Para além disso, as sombras de feno ou de palha, as sombras sólidas proporcionadas por chapas metálicas pintadas de branco no topo e as chapas de alumínio são os materiais mais eficazes e baratos.

Ração: As modificações da ração podem ajudar muito a reduzir o efeito negativo do stress térmico, e esses ajustes podem incluir alterações nos horários de alimentação (alimentação em horas frescas, intervalos de alimentação), tempo de navegação e composição da ração, como o ajuste da fibra dietética, o uso de forragem com fibra de alta qualidade, o aumento da densidade energética (gordura protegida suplementar) e o uso de aditivos alimentares [tampões (bicarbonato de sódio), niacina, antioxidantes e cultura de fungos (cultura de levedura)].

Alimentação: Durante o verão, o comportamento alimentar da maioria dos animais muda e estes tendem a consumir mais alimentos durante os períodos mais frescos do dia. A alimentação dos animais deve ser praticada de manhã cedo, ao fim da tarde e à noite, nas horas mais frescas do dia. Por conseguinte, alimentar os animais durante os períodos mais frescos do dia incentiva-os a manter o seu consumo normal de alimentos e evita a coocorrência de picos metabólicos e de carga térmica climática. Além disso, a alimentação dos animais em intervalos mais frequentes ajuda a minimizar a flutuação diurna dos metabolitos ruminais e aumenta a eficiência da utilização dos alimentos no rúmen. Outro ponto a ter em conta para aliviar o stress térmico é o tempo de pastagem. O pastoreio é permitido nas primeiras horas da manhã e nas últimas horas da noite para evitar o calor abrasador. Em caso de calor extremo, os animais diminuem o tempo de pastagem e passam mais tempo à sombra, especialmente durante o calor do dia. Eles pastam durante o período de clima mais ameno durante o dia, ou seja, antes do nascer do sol, ao amanhecer e durante a noite. Uma alimentação e práticas de maneio adequadas aumentam o desempenho reprodutivo e produtivo contra o stress estival. Uma alimentação e uma gestão adequadas reduzem a idade do primeiro parto, o intervalo entre partos, o intervalo entre o parto e a conceção e aumentam a produção de leite ao longo da vida. A alteração da alimentação, do abeberamento e do maneio deve ser feita lenta e gradualmente e não de forma abrupta.

Modificações da ração: As modificações cuidadosas da ração durante o stress térmico são importantes para obter o melhor desempenho dos animais. A diminuição do rácio forragem/concentrado pode resultar em rações mais digeríveis que podem ser consumidas em maiores quantidades. A alimentação com rações com baixo teor de fibra durante o tempo quente é lógica, uma vez que a produção de calor está altamente associada ao metabolismo do acetato em comparação com o propionato. As dietas mais densas em nutrientes são geralmente preferidas durante o período de stress térmico. Fornecer rações com baixo teor de fibras e elevado teor de hidratos de carbono fermentáveis, uma vez que têm um menor incremento de calor na dieta em comparação com as dietas com elevado teor de fibras. As cabras leiteiras suplementadas com 4% de gordura durante o verão têm uma temperatura rectal mais baixa. O óleo de soja administrado a cabras mantidas sob stress térmico aumentou o teor de gordura do leite. A ração alimentar deve ser potenciada ou fortificada com um suplemento mineral mais elevado durante o verão para satisfazer o aumento da procura de minerais. A mistura mineral rica em potássio deve ser suplementada em . A disponibilidade de forragens verdes e de bagaços de oleaginosas é limitada durante o verão, ao passo que a abundância de forragens secas pode estar disponível, mas a sua qualidade nutritiva e digestibilidade podem ser fracas. Por conseguinte, é necessário melhorar a disponibilidade de forragens verdes e bagaços de oleaginosas e enriquecer as forragens secas com nutrientes de boa qualidade e em quantidade para melhorar a ingestão de nutrientes pelos animais durante o verão. A alimentação com forragens e concentrado deve ser, pelo menos, na proporção de 70:30 da alimentação total. Além disso, sugere-se que o gado leiteiro seja alimentado com alimentos adicionais sob a forma de cereais e bagaços de oleaginosas.

Aditivos para a alimentação animal: Os aditivos alimentares foram propostos para compensar as consequências do stress térmico. Por exemplo, os antioxidantes, como as vitaminas C e E, protegem o sistema de defesa do organismo contra a produção excessiva de radicais livres (os antioxidantes são eliminadores de radicais livres) durante o stress térmico e estabilizam o estado de saúde do animal. Suplementação de vitaminas que fazem parte do sistema antioxidante não enzimático, especialmente as vitaminas A, E e C, para combater o stress oxidativo. A suplementação dietética com 50 mg/ kg de vitamina E e 0,3 mg/kg de selénio durante o verão melhorou o desempenho reprodutivo das ovelhas e o crescimento dos cabritos. Também teve um efeito benéfico nos metabolitos sanguíneos, no metabolismo das proteínas e na concentração de tiroxina.

Água potável: Uma das melhores práticas para reduzir o stress térmico consiste em fornecer água potável fresca e adequada. As necessidades de água dos caprinos aumentam em condições de stress térmico, pelo que é essencial que os animais tenham acesso contínuo a água fresca, limpa, fresca e adequada e que esta seja colocada à sombra de uma árvore ou de um arranjo artificial. Para o efeito, é necessário dispor de dispositivos de abeberamento adequados (certificando-se de que a pressão é suficiente para encher os bebedouros) e de mais fontes de água nas pastagens. Os bebedouros devem ser mantidos limpos e devem ser concebidos e mantidos de modo a evitar ferimentos. Os animais não devem ser obrigados a caminhar longas distâncias para obter água.

Manuseamento de animais: Além disso, o manuseamento dos animais deve ser reduzido ao mínimo. As cabras podem ser manuseadas (por exemplo, ordenha, transporte) de manhã cedo ou ao fim da tarde, devendo evitar-se o trabalho da tarde, quando a temperatura do corpo já é elevada. Um dos métodos eficazes de prevenção do stress térmico consiste em adiar a ordenha da tarde durante 1-2 horas.

Sistemas de arrefecimento: Além disso, pode ser necessário instalar ventiladores ou outros sistemas de arrefecimento nos estábulos e estruturas semelhantes. O arrefecimento das cabras por pulverização pode reduzir os sintomas de stress térmico e melhorar o bem-estar dos animais. A humidificação direta dos animais é frequentemente utilizada como medida de emergência e pode ser um método de proteção eficaz. A nebulização/embaciamento com água no microambiente do animal, pelo menos três vezes por hora, juntamente com uma ventoinha, é muito útil para atenuar o stress térmico em tempo quente e seco. Os nebulizadores automáticos com minibombas e temporizadores cíclicos são mais adequados e preferíveis no estábulo dos animais durante o verão. O stress térmico também pode ser atenuado através da pulverização/ aspersão de água diretamente sobre o corpo do animal durante um período de 1 a 5 minutos, com intervalos de 10 a 30 minutos. De preferência, devem ser utilizadas ventoinhas/sopradores para estimular a evaporação da pele do animal. Com a ventoinha, a pulverização ou aspersão de água pode funcionar eficazmente tanto em condições ambientais quentes e secas como quentes e húmidas.

Local do alojamento dos animais: A seleção do local de alojamento dos animais é fundamental para diminuir a exposição e minimizar o efeito do stress térmico. Uma seleção adequada do local de alojamento que privilegie os factores que melhoram a dissipação do calor (radiação mínima, temperatura e humidade do ar e velocidade máxima do ar) terá benefícios de proteção a longo prazo. Os abrigos totalmente fechados não são recomendados para climas quentes devido à diminuição da velocidade natural do ar, pelo que é preferível utilizar abrigos parcialmente fechados. **Barracão para os animais**: A cobertura do telhado com materiais como palha de arroz, folhas de coqueiro , folhas de palmeira, etc., a pintura branca do telhado ou o isolamento do teto falso ajudarão a criar um ambiente mais fresco para os animais. O abrigo dos animais deve ser aberto de três lados para permitir a ventilação cruzada e aumentar o fluxo de ar. O lado oeste deveria ter uma parede para proteger os animais do tempo quente. É necessário colocar um ventilador de 3 pés x 1 pé ao nível do teto para cada animal. Deve ser colocada uma área de repouso livre no lado oriental do pavilhão dos animais. Os animais sentem-se mais confortáveis à sombra das árvores adjacentes ao estábulo. Por conseguinte, a área de vadiagem deve ter, pelo menos, 2-3 árvores com sombra, de preferência árvores de neem. Construir barreiras contra o vento quente ou a luz, utilizando uma parede de colmo ou um pano de artilharia molhado/sacos de artilharia ou lona. Deve-se instalar um ventilador nos galpões cobertos e, nesses galpões, a melhor opção é usar um ventilador para facilitar a ventilação dentro e fora do galpão para aumentar o fluxo de ar. **Transporte:** O transporte dos animais deveria ser planeado de modo a evitar extremos climáticos susceptíveis de comprometer o bem-estar dos animais. Se o transporte for absolutamente necessário, planear a viagem de modo a minimizar os efeitos do tempo quente nos animais através da pré-determinação do percurso, da marcação de locais à sombra para uma paragem de descanso e talvez da disponibilidade de água ao longo do percurso. Os animais deveriam ser transportados apenas durante as horas mais frescas do dia. Durante o repouso, estacionar o veículo à sombra e perpendicularmente à direção do vento, a fim de melhorar o fluxo de vento entre os animais durante o tempo quente. A duração das paragens deveria ser reduzida ao mínimo a fim de evitar a acumulação de calor no interior do veículo quando este está parado. As densidades populacionais deveriam ser reduzidas para 85% da capacidade, a fim de garantir um bom fluxo de ar entre os animais, e os condutores deveriam ter planos de emergência para a ocorrência de fenómenos meteorológicos adversos.

Abate: A densidade animal deve ser reduzida em função da disponibilidade de recursos alimentares/forrageiros e para reduzir os custos excessivos de manutenção durante o verão . Os animais excedentários, para além dos reprodutores, tais como os animais improdutivos, os animais com doenças crónicas, os animais que não dão leite, os animais reprodutores repetidos, os animais idosos, os animais com fraca taxa de crescimento, os animais com vícios e as deformações das pernas devem ser abatidos.

Saúde: Os animais devem ser desparasitados com anti-helmínticos adequados para reduzir a carga de vermes (especialmente no caso da peste suína). Os animais devem ser vacinados contra a varíola ovina, a PPR, o carbúnculo bacteriano e a febre aftosa. O pedilúvio com desinfectantes pode ser efectuado por rotina para evitar o apodrecimento das patas. Pode ser administrado permanganato de potássio para lavar a boca aos ovinos com feridas orais causadas pela utilização de restolhos secos.

Conclusão: A criação de caprinos exige, sem dúvida, um investimento inicial muito reduzido e revela-se uma importante fonte de emprego para os agricultores pobres. Os lucros obtidos pelos agricultores com esta criação podem ser aumentados através da adoção de práticas de gestão simples disponíveis a nível local, com pouco ou nenhum custo, que podem ajudar a aliviar as principais tensões que afectam o desempenho desta criação. Uma das principais tensões é devida ao calor nos meses secos de verão, que afecta o animal a nível comportamental, hormonal, fisiológico e de produção. O stress térmico tem efeitos negativos na produtividade e no bem-estar dos caprinos. O stress térmico afecta negativamente as funções biológicas, altera os níveis de antioxidantes e várias hormonas, o que se reflecte na deterioração da sua saúde, produção e reprodução. Através da aplicação destas práticas simples e económicas de gestão do calor, o agricultor pode reduzir o stress e aumentar os seus lucros, o que também se revela útil a nível do bem-estar dos animais. As estratégias de gestão acima referidas podem ser aplicadas para contrariar as condições ambientais quentes/húmidas. Para obter resultados óptimos, as pessoas que cuidam dos animais devem ser informadas sobre o efeito do stress térmico na produção animal e sobre as estratégias de gestão para atenuar os problemas. É de notar que a sensibilização para o stress térmico é o primeiro passo para a sua gestão .

Referências

Bharali M, Medhi L, Sarma S, Hassan M e Boruah K. 2022. Gestão de cabras durante o verão e as estações das chuvas no sopé da região dos Himalaias. Bione, Ezine of Biological Sciences. Publicado por Babrone Team, College of Veterinary Science, Khanapara, Guwahati-22, 781022.

https://www.srpublication.com/summer-and-winter-management-strategies-of-goats- in-india/

https://www.pashudhanpraharee.com/summer-management-strategies-of-goats-in- india/

https://www.lingayasvidyapeeth.edu.in/animal-management-in-summer/

https://veterinary.assam.gov.in/ sites/default/files/swf utility folder/departments/ahve tdir webcomindia org oid 4/portlet/level 1/files/Goat%20Farming%20and%20Man agement.pdf

https://extensionpubs.unl.edu/publication/g2355/2023/html/view

https://www.pashudhanpraharee.com/heat-stress-and-its-management-in-goat/

Capítulo 8: Métodos de identificação em caprinos

Introdução: A identificação dos caprinos é fundamental para uma gestão eficaz, para a reprodução, para o controlo das doenças e para a manutenção de registos. Uma identificação correta ajuda os agricultores e os veterinários a controlar a saúde, a produtividade e a linhagem de cada animal, especialmente em grandes rebanhos. Dois métodos comuns de identificação dos caprinos são a marcação auricular e a identificação eletrónica (EID) com microchips.

Marcação auricular: A marcação auricular é o método mais comum de identificação física dos caprinos. Trata-se de colocar uma etiqueta numerada ou codificada na orelha da cabra. As etiquetas constituem um identificador visual que permite o reconhecimento rápido e fácil de cada cabra à distância. As marcas auriculares são de plástico, metal e RFID (identificação por radiofrequência). As marcas de plástico são feitas de plástico durável e estão disponíveis em várias cores e formas. As marcas de metal são normalmente feitas de alumínio ou aço inoxidável; são mais duráveis mas menos visíveis à distância do que as marcas de plástico. As etiquetas RFID são etiquetas auriculares com microchips incorporados, que permitem a leitura eletrónica e a captura automática de dados.

Aplicação de marcas auriculares: O equipamento de marcação é o aplicador de marcas auriculares. Trata-se de um instrumento semelhante a um alicate utilizado para aplicar a marca auricular. Desinfetar o ouvido com um antissético adequado e aplicar a marca para evitar infecções. As marcas são geralmente aplicadas no meio da orelha, evitando os principais vasos sanguíneos e a cartilagem. A área a marcar deve ser limpa com anti-sético para evitar infecções. Utilizando o aplicador, colocar a etiqueta no local pretendido da orelha. Após a colocação da etiqueta, a orelha deve ser monitorizada para detetar sinais de infeção, como inchaço ou pus. É preferível aplicar as marcas auriculares quando a criança tem entre 1 e 2 semanas de idade para evitar stress excessivo e enquanto a orelha ainda está mole.

Vantagens da marcação auricular: Baixo custo, as marcas auriculares de plástico são baratas e fáceis de aplicar. Identificação imediata, as marcas permitem o reconhecimento rápido e visual de cada cabra. Durabilidade: as marcas modernas são duráveis e podem durar toda a vida da cabra se forem aplicadas corretamente.

Desvantagens da colocação de marcas auriculares: A falta de higiene durante a aplicação pode levar a infecções no local da marca (risco de infeção). As marcas podem cair devido a actividades físicas, como esfregar ou prender-se em vedações (perda de marcas). O registo manual dos números das marcas auriculares exige uma mão de obra significativa, especialmente em efectivos maiores (manutenção manual de registos).

Identificação eletrónica (EID) com microchips

Componentes da identificação eletrónica: A identificação eletrónica envolve a inserção de um pequeno microchip sob a pele de uma cabra, normalmente na orelha ou na base do pescoço. Este microchip contém um número de identificação único que pode ser lido com um scanner. O EID constitui um método fiável, permanente e inviolável de identificação individual dos caprinos e é útil para a manutenção de registos avançados e para a rastreabilidade. Os componentes do EID são o microchip, uma pequena pastilha (normalmente do tamanho de um grão de arroz) que contém um código único. Estas pastilhas são também designadas por transponders. Leitor de microchip, um dispositivo portátil ou fixo que utiliza ondas de rádio para ler o código de identificação único do chip.

Aplicação de microchips: O microchip é pré-carregado numa seringa esterilizada e é utilizado um scanner para ler o chip e garantir o seu funcionamento. O procedimento consiste em inserir o microchip logo abaixo da pele (injeção subcutânea), normalmente na base da orelha ou no pescoço. O local da injeção deve ser limpo com um anti-sético e devem ser utilizadas técnicas esterilizadas para evitar infecções. Após a implantação, o microchip deve ser digitalizado para garantir que está a funcionar corretamente e para registar o número de identificação. **Vantagens da identificação por microchip**: Identificação permanente, o chip permanece com a cabra durante toda a vida, oferecendo uma forma inviolável e permanente de identificação . Manutenção de registos precisos, os sistemas electrónicos podem ser ligados ao software de gestão da exploração para a manutenção de registos pormenorizados e a introdução automática de dados. Rastreabilidade dos animais, a identificação eletrónica permite o rastreio preciso dos animais, o que é crucial para o controlo das doenças e o cumprimento da regulamentação.

Desvantagens da identificação por microchip: Custo mais elevado, os sistemas de identificação eletrónica são mais caros do que a marcação auricular, especialmente quando se tem em conta o custo dos scanners e do software. Requer a utilização de scanners e, eventualmente, de computadores para a gestão dos dados (equipamento especializado). Ao contrário das marcas auriculares, os microchips não permitem o reconhecimento visual imediato sem um scanner (identificação visual limitada).

Comparação entre a marcação auricular e a identificação eletrónica por microchip

Feature	Ear Tagging	Microchip (EID)
Cost	Low	High (chip, scanner, software)
Visibility	Highly visible	Not visible (requires a scanner)
Permanency	Can be lost or damaged	Permanent and tamper-proof
Ease of Use	Simple to apply	Requires a scanner and training
Record-Keeping	Manual	Electronic (more efficient and precise)
Infection Risk	Risk of infection during application	Low risk after insertion
Application Age	1–2 weeks	Any age (usually after a few weeks old)
Durability	Prone to loss or damage	Lasts a lifetime without external damage

Melhores práticas para a identificação de caprinos

Colocação da etiqueta: Evitar colocar as marcas auriculares demasiado perto do bordo da orelha para evitar que se rasguem. Assegurar condições de higiene durante a colocação da marca auricular e a inserção do microchip para minimizar o risco de infeção.

Manutenção de registos: Mantenha registos detalhados dos números de identificação das cabras, da data de marcação ou microchipagem e de qualquer informação relevante sobre saúde ou reprodução. Para rebanhos maiores, considere a possibilidade de integrar o EID com o software de gestão da exploração para a introdução e gestão automatizada de dados.

Conformidade legal: Alguns países ou regiões podem ter regulamentos específicos relativos à identificação de caprinos, especialmente para controlo de doenças ou comércio. Certifique-se sempre de que os seus métodos de identificação cumprem os regulamentos locais.

Controlo regular: Verificar periodicamente as marcas auriculares para detetar quaisquer sinais de danos ou perdas. Examine regularmente os microchips para se certificar de que estão a funcionar corretamente, especialmente durante os controlos de saúde ou antes da reprodução.

Conclusão: A identificação dos caprinos através de marcas auriculares e de microchips electrónicos é crucial para uma gestão eficaz do rebanho, para o controlo das doenças e para os programas de reprodução. A marcação auricular constitui uma solução simples e económica, mas está sujeita a perdas e danos, enquanto que a identificação por microchip constitui um método permanente e fiável, mas tem custos mais elevados. A escolha entre os dois métodos depende da dimensão do efetivo, do nível de precisão exigido e do orçamento disponível. A combinação de ambos os métodos num rebanho pode também ser uma estratégia útil para aumentar a eficácia da identificação dos caprinos.

Referências

https://goats.extension.org/goat-identification-system/

https://www.aphis.usda.gov/sites/default/files/goat-id-practices-us-operations.pdf

https://packgoats.com/choosing-a-goat-identification-method/

https://datcp.wi.gov/Documents/SheepGoatID.pdf

https://www.agric.wa.gov.au/livestock-biosecurity/livestock-identification-and- movimento-cabras

Capítulo 9: Inchaço nos caprinos

Introdução: O inchaço é uma doença potencialmente fatal nos caprinos, caracterizada pela acumulação de gás no rúmen, que o animal é incapaz de expelir. A acumulação de gás leva à distensão do abdómen e pode causar desconforto, dificuldades respiratórias e mesmo a morte se não for tratada. Existem dois tipos principais de inchaço: o inchaço espumoso é causado pela formação de espuma estável no rúmen, que retém o gás e impede a sua expulsão, e o inchaço por gás livre ocorre quando o gás se acumula no rúmen devido a uma incapacidade de arrotar (eructar) corretamente.

Causas

Alimentação: O inchaço espumoso é causado pelo consumo de forragens exuberantes e ricas em leguminosas (por exemplo, alfafa, trevo), que promovem a formação de espuma no rúmen. O consumo de dietas com alto teor de grãos e baixo teor de fibras também pode contribuir para o inchaço espumoso. O inchaço por gás livre é frequentemente o resultado de uma obstrução do esófago (por exemplo, engasgamento) ou de uma falha da função ruminal normal. Pode ocorrer após a ingestão de uma grande refeição de alimentos fermentáveis (cereais, frutos) que produzem gás excessivo.

Mau funcionamento do rúmen: Mudanças bruscas na ração, especialmente a mudança de forragem seca para pastagens exuberantes, podem perturbar o equilíbrio dos micróbios do rúmen, levando a uma produção excessiva de gás.

Comer em excesso: O consumo de grandes quantidades de cereais, leguminosas ou forragem verde pode sobrecarregar a capacidade do rúmen para processar e expelir gases.

Obstrução: Engasgar-se com objectos estranhos ou com alimentos pode bloquear o esófago e impedir a saída de gás.

Infecções ou toxinas: Certas infecções ou toxinas podem prejudicar o funcionamento normal do rúmen, levando ao inchaço.

Factores de risco: As cabras alimentadas com dietas ricas em cereais e pobres em fibras ou com acesso ilimitado a pastos ricos em leguminosas são mais susceptíveis ao inchaço. Pastagens húmidas e com orvalho aumentam o risco de inchaço quando as cabras pastam em leguminosas exuberantes. A transição repentina de uma dieta de forragem de má qualidade para uma pastagem rica, sem uma introdução gradual, aumenta o risco. As cabras que são alimentadas em excesso ou que têm livre acesso a pastagens exuberantes sem adaptação prévia correm um maior risco de inchaço.

Sintomas: Em caso de inchaço ligeiro, abdómen inchado e distendido, particularmente do lado esquerdo (onde se encontra o rúmen). Inquietação, desconforto ou sinais de dor (por exemplo, bater com as patas, esticar-se). Diminuição do apetite e ruminação (ruminação). A cabra pode deitar-se e levantar-se várias vezes. Em caso de inchaço grave, dificuldade em respirar devido à pressão do rúmen inchado sobre o diafragma. Relutância em mover-se ou andar, respiração rápida ou de boca aberta, membranas mucosas azuladas (cianose), indicando uma oxigenação deficiente. Colapso, coma e possível morte se não for tratado.

Diagnóstico: O diagnóstico é normalmente efectuado com base na observação visual da distensão abdominal, particularmente no lado esquerdo, e nos sinais associados de desconforto e aflição. A palpação ou a pressão no lado esquerdo do abdómen (onde se encontra o rúmen) produzirá um som semelhante ao de um tambor se houver acumulação de gás. No inchaço espumoso, o abdómen parece firme devido à natureza espumosa do gás. No inchaço com gás livre, o abdómen fica mais distendido e mais mole.

Tratamento: Em casos ligeiros, massajar o flanco esquerdo da cabra e encorajar o animal a movimentar-se pode ajudar a expelir os gases presos. No caso de inchaço espumoso, administrar um agente antiespumante (agentes anti-inchaço) como óleo mineral, óleo vegetal ou preparações comerciais anti-inchaço (poloxaleno) por via oral para quebrar a espuma. No caso de inchaço sem gás, pode ser passada uma sonda gástrica pelo esófago da cabra para libertar o gás preso. Deve ter-se o cuidado de evitar lesões no esófago. Nos casos graves, em que a sonda não é eficaz, pode ser introduzido um trocarte (um instrumento afiado) no rúmen através do flanco esquerdo para libertar o gás. Este é um procedimento de emergência e só deve ser efectuado por um veterinário ou por uma pessoa experiente. Se o inchaço for devido a engasgamento, o bloqueio deve ser resolvido. Se o inchaço for causado por uma dieta alimentar, é necessário ajustar a alimentação da cabra para evitar que se repita. Mantenha a cabra calma e de pé para evitar a aspiração do conteúdo do estômago. Após o alívio do inchaço, forneça alimentos ricos em fibras e de baixo risco, como feno seco, para ajudar a digestão e restabelecer a função ruminal normal.

Prevenção: Introduzir as cabras em pastagens exuberantes ou em dietas ricas em cereais gradualmente, durante um período de 7 a 10 dias, para permitir que o rúmen se adapte. Limitar o acesso a leguminosas ricas como a luzerna ou o trevo até que as cabras estejam completamente habituadas à dieta. Dê acesso a feno seco e fibroso antes de permitir que as cabras pastem em pastagens exuberantes para abrandar a fermentação e reduzir o risco de inchaço. Evite alimentar em excesso os cereais e outros hidratos de carbono de fermentação rápida. Administrar blocos que contenham agentes anti-inchaço, como o poloxaleno, durante os períodos de alto risco (por exemplo, quando os animais pastam em pastagens ricas em leguminosas). Pequenas quantidades de óleo vegetal na dieta podem ajudar a prevenir o inchaço espumoso. A rotação de pastos para evitar o sobrepastoreio e a introdução de cabras em pastos frescos depois de o orvalho ter secado reduzem o risco de inchaço espumoso. Evite permitir que as cabras pastem imediatamente após uma chuva, quando as plantas estão exuberantes e o risco de inchaço é elevado.

Conclusão: O inchaço é uma doença crítica e frequentemente evitável nos caprinos. O controlo da dieta, as práticas alimentares adequadas e o reconhecimento precoce dos sintomas são essenciais para evitar complicações graves. Com um tratamento atempado e medidas preventivas, o risco de inchaço pode ser significativamente reduzido, garantindo uma melhor produtividade e saúde para o efetivo.

Referências

https://www.purinamills.com/goat-feed/education/detail/causes-of-bloat-in-cabras#:~:text=O que%20é%20sangue%20nas%20cabras,of%20este%20gás%20por%20belching.

https://www.msdvetmanual.com/digestive-system/diseases-of-the-ruminant- forestomach/bloat-in-ruminants

https: // goatj ournal.iamcountryside.com/health/ goat-bloat-symptoms-treatment/

https://www.veterinaryhandbook.com.au/Diseases.aspx?diseasenameid=40

https://dodgesagway.com/blogs/news/causes-of-bloat-in-goats

https:// goats.extension.org/ goat-bloat/

https://infonet-biovision.org/animal-health-and-disease/nutritional-problems- new/bloat https://www.uaex.uada.edu/publications/pdf/FSA9625.pdf

Capítulo 10: Doenças dos caprinos

Introdução: As cabras são uma fonte essencial de carne, leite e fibras, especialmente nas regiões tropicais, onde estão bem adaptadas a condições climatéricas adversas. No entanto, os caprinos das regiões tropicais são susceptíveis a várias doenças que podem afetar significativamente a sua produtividade e bem-estar. Compreender as doenças comuns, as suas causas, sintomas, prevenção e estratégias de tratamento é crucial para uma gestão eficaz e uma criação de cabras sustentável.

Peste dos Pequenos Ruminantes (PPR)

Introdução: A PPR (peste caprina) é uma doença viral altamente contagiosa que afecta os pequenos ruminantes, principalmente caprinos e ovinos. É uma doença importante nas regiões tropicais e subtropicais. A doença tem uma elevada taxa de mortalidade e morbilidade em populações animais susceptíveis, especialmente onde a vacinação não está generalizada.

Etiologia: A PPR é causada pelo vírus da Peste dos Pequenos Ruminantes (PPRV), um morbilivírus da família Paramyxoviridae.

Hospedeiro: Os hospedeiros primários são as cabras e as ovelhas e outras espécies susceptíveis são os bovinos e os suínos, mas normalmente não apresentam sintomas clínicos.

Transmissão: A propagação ocorre através do contacto próximo entre animais infectados e animais saudáveis, especialmente através das **secreções respiratórias** (corrimento nasal e ocular, tosse e espirros), denominada transmissão direta. A propagação através de alimentos, água e fómites contaminados, designada por transmissão indireta. A doença tende a propagar-se mais rapidamente na estação das chuvas, quando os animais estão amontoados em abrigos.

Sinais clínicos: O período de incubação é de 4-10 dias após a infeção. Os primeiros sinais são febre alta (até 40°C), depressão e letargia, e redução do apetite. Os sintomas respiratórios são corrimento nasal (inicialmente claro, tornando-se espesso e purulento), corrimento ocular (lágrimas e vermelhidão), tosse e respiração difícil. As lesões orais são erosões e úlceras nas gengivas, na parte interna dos lábios e na língua, salivação devido a úlceras orais dolorosas. Os sintomas gastrointestinais são diarreia grave, frequentemente com sangue ou muco, desidratação devido a diarreia persistente. Outros sinais clínicos são emaciação, olhos encovados e fraqueza. Pneumonia em casos graves. A morte pode ocorrer num prazo de 5-10 dias, especialmente em animais jovens e fracos.

Diagnóstico: O diagnóstico clínico baseia-se em sinais caraterísticos como febre, dificuldade respiratória, úlceras na boca e diarreia. O diagnóstico laboratorial é feito através de RT-PCR para detetar o ARN viral em esfregaços nasais, sangue ou amostras de tecido, ELISA para detetar antigénios ou anticorpos virais e isolamento do vírus. Diagnóstico diferencial para outras doenças, incluindo a peste bovina, a febre aftosa, a pleuropneumonia caprina contagiosa, a língua azul e o Orf (ectima contagioso)

Tratamento: Não existe tratamento antiviral específico para a PPR. Terapia de apoio, como a fluidoterapia, para combater a desidratação causada pela diarreia. Antibióticos de largo espetro para controlar as infecções bacterianas secundárias. Medicamentos anti-inflamatórios para reduzir a febre e a dor. Isolar os animais infectados para evitar a propagação do vírus.

Prevenção e controlo: Prevenção desta doença através da vacinação. A vacina viva atenuada contra a PPR é o método de prevenção mais eficaz, proporcionando imunidade até 3 anos. Nas regiões endémicas, é necessária a vacinação em massa de, pelo menos, 80% da população caprina e ovina para evitar surtos. As medidas de biossegurança, como a quarentena de animais recém-introduzidos durante pelo menos 14 dias, o saneamento e a desinfeção adequados das instalações, do equipamento e dos veículos, limitam a circulação de animais durante um surto. A vigilância e a notificação devem ser efectuadas para a deteção precoce de surtos, o que é crucial para conter a propagação e seguir as instruções e protocolos seguidos na Organização Mundial de Saúde Animal (OIE) para a notificação de surtos de PPR.

Conclusão: A PPR é uma doença devastadora que afecta os caprinos e ovinos, especialmente nas regiões tropicais. Com uma elevada taxa de morbilidade e mortalidade, representa uma séria ameaça à segurança alimentar e aos meios de subsistência rurais. A vacinação, a deteção precoce e as medidas de biossegurança são fundamentais para controlar e prevenir esta doença.

Pleuropneumonia contagiosa caprina (PPCC)

Introdução: A PPCC é uma doença altamente infecciosa e fatal dos caprinos. Caracteriza-se por graves problemas respiratórios, elevada morbilidade e mortalidade. É uma grande ameaça para as populações de caprinos nas regiões tropicais e subtropicais. Pode causar perdas económicas significativas devido às elevadas taxas de mortalidade, à redução da produção e às restrições comerciais.

Etiologia: A doença é causada por *Mycoplasma capricolum* subsp. *Capripneumoniae.* Pertence à família das Mycoplasmataceae e ao género Mycoplasma.

Hospedeiro: Os hospedeiros primários são as cabras domésticas *(Capra aegagrus hircus).* Os ovinos são geralmente resistentes, mas podem atuar como portadores. As cabras selvagens e os ruminantes aparentados também podem ser infectados. **Transmissão**: A doença propaga-se principalmente através de gotículas de aerossol. O contacto estreito entre animais em espaços confinados, como currais e mercados, facilita a transmissão. Menos comum é a transmissão através de água, alimentos ou equipamento contaminados. Os surtos ocorrem frequentemente durante períodos de stress (transporte, sobrelotação ou condições climatéricas adversas). **Sinais clínicos:** O período de incubação é de 1 a 4 semanas. Os primeiros sintomas são o aparecimento súbito de febre alta (até 41°C), letargia e perda de apetite. Sintomas respiratórios como tosse intensa, frequentemente frequente e seca no início, tornando-se húmida à medida que a doença progride. Respiração difícil, respirações rápidas e pouco profundas, acompanhadas de respiração ofegante e de dilatação nasal. O corrimento nasal é transparente no início, tornando-se purulento (cheio de pus) em fases avançadas. Dor no peito Os animais afectados podem grunhir ou gemer e mostrar relutância em mover-se devido à dor da pleurisia. Nota-se dispneia (dificuldade em respirar) que piora à medida que os pulmões se enchem de líquido. Outros sintomas como perda de peso e emagrecimento rápido. Em casos graves, a mortalidade é elevada no prazo de 7 a 10 dias após o início dos sintomas. Os animais podem ficar de pé com os cotovelos virados para fora para reduzir a dor durante a respiração.

Diagnóstico: Com base nos sintomas clínicos. Pode suspeitar-se de PPCC em áreas endémicas quando os animais apresentam pleuropneumonia grave. As espécies de Mycoplasma são difíceis de cultivar devido aos seus requisitos de crescimento fastidiosos e à necessidade de meios especiais para a cultura. A PCR é um método mais sensível e rápido para este organismo em esfregaços nasais ou amostras de tecido pulmonar. O ELISA e o CFT podem ser utilizados para detetar anticorpos ou antigénios específicos do agente patogénico. No post-mortem, pleurite grave com grandes quantidades de líquido cor de palha na cavidade torácica. Os pulmões apresentam áreas de necrose, consolidação e depósitos fibrinosos na superfície pleural. O diagnóstico diferencial deve ser feito com pasteurelose, CBPP, mannheimiose pneumónica, tuberculose pulmonar e outras doenças respiratórias ou infecções pulmonares parasitárias.

Tratamento: Embora as bactérias Mycoplasma não tenham parede celular e, portanto, sejam resistentes a muitos antibióticos comuns, como a penicilina, elas respondem bem às tetraciclinas, macrolídeos e fluoroquinolonas. É necessário um tratamento antibiótico precoce e agressivo para reduzir a mortalidade. Os medicamentos anti-inflamatórios podem ajudar a reduzir a febre e a aliviar a dor causada pela pleurite. Fluidoterapia para evitar a desidratação e melhorar o estado geral das cabras afectadas. O isolamento imediato dos animais infectados é crucial para evitar a propagação da doença ao resto do rebanho.

Prevenção e controlo: A vacinação é a medida preventiva mais eficaz nas zonas endémicas. As vacinas contra o Mycoplasma morto proporcionam proteção até 6-12 meses. Recomenda-se a realização de programas de vacinação regulares em regiões de alto risco. Colocar os novos animais em quarentena antes de os introduzir no efetivo. O saneamento adequado das instalações de alojamento, do equipamento de alimentação e dos bebedouros reduz o risco de contaminação. Evitar a sobrelotação, especialmente durante o transporte ou em espaços confinados, para reduzir o stress e a transmissão. Monitorização regular dos sinais clínicos de PPCC e deteção precoce de surtos. Em caso de surtos, informar rapidamente as autoridades veterinárias e aplicar restrições à circulação. Em surtos graves, pode ser necessário o abate dos animais infectados e expostos para conter a propagação.

Conclusões: A PPCC é uma doença respiratória altamente contagiosa que afecta principalmente os caprinos, levando a perdas económicas significativas nas regiões onde é endémica. A doença é caracterizada por pleuropneumonia grave e tem uma elevada taxa de mortalidade se não for tratada. As medidas de controlo eficazes incluem a vacinação, o diagnóstico precoce, o tratamento imediato e práticas rigorosas de biossegurança. A gestão da PPCC é fundamental para melhorar a saúde e a produtividade das populações caprinas, especialmente nas regiões tropicais e subtropicais.

Varíola caprina

Introdução: A varíola caprina é uma doença viral contagiosa que afecta os caprinos, caracterizada por febre, lesões cutâneas e sintomas sistémicos. A doença pode provocar perdas económicas significativas, sobretudo em regiões onde os caprinos são a principal fonte de rendimento. **Etiologia**: A doença é causada pelo vírus da varíola caprina (GTPV), um membro do género Capripoxvirus da família Poxviridae, que também inclui os vírus da varíola ovina e da doença da pele nodosa.

Hospedeiro: O hospedeiro primário são as cabras domésticas *(Capra aegagrus hircus).* Outras espécies susceptíveis são os ovinos, que podem ocasionalmente ser afectados, mas são mais frequentemente afectados pela varíola ovina. Alguns ruminantes selvagens também podem ser susceptíveis. A doença não é zoonótica e não constitui um risco para os seres humanos.

Transmissão: Esta doença propaga-se através do contacto direto com animais infectados, sobretudo através de lesões cutâneas, crostas ou secreções. O vírus também pode ser transmitido através de gotículas de aerossol quando os animais infectados tossem ou espirram, especialmente em condições de aglomeração. A transmissão indireta faz-se através de alimentos, água, equipamento e camas contaminados. As moscas e outros insectos também podem propagar o vírus por meios mecânicos. Os surtos são mais comuns durante as estações chuvosas, quando os animais são frequentemente alojados em locais muito próximos. **Sinais clínicos:** O período de incubação varia entre 4-10 dias após a exposição. Os primeiros sintomas são febre (até 41°C ou 105°F), depressão (os animais parecem letárgicos, deixam de se alimentar e mostram fraqueza geral) e linfadenopatia. As lesões cutâneas são pápulas e pústulas (desenvolvem-se na pele, começando como pequenas manchas vermelhas que progridem para pápulas e pústulas elevadas na face, focinho, orelhas, pescoço e úbere), crostas e ulceração (os casos graves podem resultar em ulceração da pele, conduzindo a infecções bacterianas secundárias). Os sintomas respiratórios são corrimento nasal (claro a mucopurulento), tosse e dispneia e pneumonia (animais jovens). Outros sinais são conjuntivite, diarreia e emaciação. Nos casos ligeiros, a taxa de mortalidade é baixa e os animais recuperam em poucas semanas. Em casos graves, especialmente em animais jovens, a mortalidade pode atingir 50-75%.

Diagnóstico: O diagnóstico clínico baseia-se em sinais caraterísticos, como lesões cutâneas, febre e sintomas respiratórios. O aparecimento de pápulas, pústulas e crostas, particularmente em regiões endémicas, sugere fortemente a varíola caprina. O diagnóstico laboratorial inclui o isolamento do vírus a partir de lesões cutâneas, crostas ou esfregaços nasais, utilizando culturas de células ou ovos embrionados. A PCR é utilizada para detetar o ADN viral da varíola caprina em amostras clínicas e é um método altamente sensível e específico. Podem ser utilizados testes ELISA ou testes de seroneutralização (SNT) para detetar anticorpos contra o vírus. O vírus da varíola caprina tem de ser diferenciado do da varíola ovina, uma vez que apresenta sintomas semelhantes; a Orf (ectima contagioso) é causada por um vírus diferente, mas também apresenta lesões cutâneas, sobretudo à volta da boca; a língua azul pode causar lesões orais, mas é causada por um vírus diferente (vírus da língua azul); e a dermatofilose é uma infeção bacteriana da pele que provoca crostas e crostas.

Tratamento: Não existe tratamento antiviral específico para a varíola caprina. No entanto, as infecções bacterianas secundárias são comuns devido às lesões cutâneas abertas e à pneumonia, pelo que são frequentemente utilizados antibióticos de largo espetro. Devem ser utilizados medicamentos anti-inflamatórios para reduzir a febre e o desconforto. No caso das lesões cutâneas, os anti-sépticos ou os pensos podem ajudar a prevenir infecções secundárias. É necessária uma terapia com fluidos, especialmente em casos de desidratação grave ou diarreia.

Prevenção e controlo: A vacina viva atenuada é a medida preventiva mais eficaz, especialmente em regiões endémicas. A vacinação confere imunidade durante um período máximo de 2 anos. São necessárias campanhas de vacinação em massa para controlar os surtos nas regiões onde a varíola caprina é endémica. Os animais recentemente introduzidos devem ser colocados em quarentena durante pelo menos 21 dias antes de se misturarem com o efetivo principal. Desinfeção regular do alojamento dos animais, do equipamento e dos veículos de transporte. Controlo dos insectos vectores que podem transmitir mecanicamente o vírus, como as moscas. Durante os surtos, é importante restringir o movimento de animais para evitar a propagação da doença para outras áreas. A vigilância e a notificação devem ser feitas para que a deteção precoce de surtos seja crucial para o controlo da doença. Os surtos devem ser comunicados às autoridades veterinárias para que se iniciem medidas de contenção, incluindo a quarentena e a vacinação. Isolar os animais infectados: O isolamento imediato ajuda a controlar a propagação do vírus no efetivo.

Conclusões: A varíola caprina é uma doença viral contagiosa dos caprinos que causa perdas económicas significativas, particularmente em regiões onde os caprinos são uma importante fonte de subsistência. A doença caracteriza-se por febre, lesões cutâneas e sintomas respiratórios, e propaga-se rapidamente em condições de aglomeração ou de falta de higiene. Embora não exista um tratamento específico para a varíola caprina, a vacinação e as boas práticas de biossegurança são fundamentais para prevenir e controlar os surtos. A deteção precoce e a resposta rápida são cruciais para minimizar o impacto desta doença nas populações de caprinos.

Febre aftosa (FMD)

Introdução: A febre aftosa é uma doença viral altamente contagiosa que afecta animais biungulados, incluindo caprinos, bovinos, ovinos, suínos e vários ruminantes selvagens. Embora os caprinos sejam menos susceptíveis à febre aftosa do que os bovinos ou suínos, podem ainda assim desempenhar um papel significativo na transmissão do vírus e podem apresentar vários graus de sintomas clínicos.

Etiologia: A doença é causada pelo vírus da febre aftosa (FMDV), um membro do género Aphthovirus da família Picornaviridae. Existem sete serotipos conhecidos do vírus da febre aftosa (O, A, C, SAT1, SAT2, SAT3, Asia1) e os caprinos são susceptíveis a todos eles, embora a doença se possa manifestar de forma mais ligeira nesta espécie.

Transmissão: Os caprinos podem contrair a febre aftosa através do contacto direto com animais infectados, especialmente bovinos, que são frequentemente a fonte primária de infeção. A transmissão indireta pode ocorrer através de alimentos, água, camas e equipamento contaminados. O VFA pode ser transmitido a curtas distâncias através de aerossóis, particularmente em condições de aglomeração. Os caprinos tendem a apresentar infecções subclínicas, o que significa que podem transportar e disseminar o vírus sem apresentar sinais clínicos óbvios, servindo assim de portadores silenciosos. **Sinais clínicos**: A febre aftosa tende a manifestar-se de forma menos grave nos caprinos do que nos bovinos ou suínos. Em alguns casos, os caprinos podem apresentar sintomas ligeiros ou subclínicos, o que torna a doença mais difícil de detetar. O período de incubação é de 2 a 14 dias após a exposição. Aumento súbito da temperatura corporal, normalmente até 41°C. Podem formar-se vesículas na língua, gengivas, lábios e almofada dentária. Estas vesículas rompem-se, deixando úlceras dolorosas, que causam baba, dificuldade em comer e diminuição do apetite. As vesículas podem desenvolver-se à volta da banda coronária (a junção entre o casco e a pele), provocando claudicação e relutância em mover-se. Nas fêmeas em lactação, podem formar-se vesículas nas tetas, provocando mastite e uma redução significativa da produção de leite. A claudicação é devida a lesões dolorosas nas patas, podendo as cabras apresentar vários graus de claudicação. Perda de apetite devido a dores na boca e mal-estar geral. As cabras em lactação podem apresentar uma redução acentuada da produção de leite. Letargia geral e relutância em mover-se. Podem ocorrer infecções bacterianas secundárias nas lesões ulceradas. A anorexia e a febre podem provocar uma perda de peso e uma má condição corporal. Em cabras jovens ou em animais gravemente afectados, a febre aftosa pode levar a miocardite (inflamação do músculo cardíaco), que pode causar morte súbita. **Diagnóstico:** Baseado na presença de lesões vesiculares na boca, nas patas e nas tetas, combinadas com uma história de febre e exposição a animais infectados. O vírus da febre aftosa pode ser isolado a partir de líquido vesicular, tecido epitelial ou amostras de sangue. Este teste detecta o ARN do vírus da febre aftosa por PCR em amostras clínicas e é uma ferramenta de diagnóstico rápida e altamente sensível. Os testes ELISA e de neutralização do vírus (VNT) são utilizados para detetar anticorpos contra o vírus da febre aftosa em amostras de soro. Deve ser excluído o diagnóstico diferencial com outras doenças vesiculares, como a Orf (ectima contagioso), a língua azul ou a estomatite vesicular.

Tratamento: Não existe nenhum tratamento antiviral específico para a febre aftosa. São utilizados medicamentos anti-inflamatórios para reduzir a febre e aliviar a dor. Os antibióticos são utilizados para prevenir infecções bacterianas secundárias nas lesões ulceradas. Os animais afectados devem ser imediatamente isolados para evitar a propagação do vírus a outros animais da manada. Nas regiões onde a febre aftosa está controlada ou erradicada, os animais infectados podem ser abatidos para evitar a propagação da doença.

Prevenção e controlo: Nas regiões endémicas, a vacinação dos caprinos contra a febre aftosa é uma medida de controlo importante. As vacinas são específicas para cada serótipo e podem ser necessárias vacinações de reforço regulares para manter a imunidade. Nas regiões indemnes de febre aftosa, a vacinação é normalmente evitada para permitir uma monitorização e vigilância serológica eficazes. Os animais novos ou que regressam devem ser colocados em quarentena durante pelo menos 21 dias antes de serem introduzidos no efetivo. A desinfeção regular do alojamento dos animais, do equipamento e dos veículos pode ajudar a reduzir o risco de transmissão viral. A restrição da circulação de animais, especialmente durante um surto, é essencial para controlar a propagação da febre aftosa. A vigilância regular é fundamental, especialmente em áreas onde a febre aftosa é endémica ou onde há movimentos frequentes de animais. A deteção precoce de surtos de febre aftosa pode ajudar a evitar epidemias maiores. Os caprinos que recuperaram

da febre aftosa podem por vezes tornar-se portadores do vírus.
Estes animais albergam o vírus na sua faringe e podem potencialmente propagar a doença, mesmo na ausência de sinais clínicos.

Conclusão: A febre aftosa em caprinos é uma ameaça significativa para a produção pecuária em muitas partes do mundo. Embora os caprinos possam não apresentar sinais clínicos tão graves como outras espécies, podem ainda atuar como portadores e desempenhar um papel importante na transmissão do vírus. O controlo eficaz da febre aftosa requer uma combinação de vacinação, medidas rigorosas de biossegurança e vigilância contínua. As perdas económicas devidas à redução da produtividade e às restrições comerciais fazem da febre aftosa uma preocupação fundamental para a indústria pecuária mundial.

Língua Azul

Introdução: A língua azul (BT) é uma doença viral que afecta principalmente os ruminantes, em especial os ovinos, mas que também pode infetar os caprinos e outras espécies. A doença é causada pelo vírus da língua azul (VFCO), que é transmitido por mosquitos que picam (Culicoides spp.).

Etiologia: A doença é causada pelo vírus da língua azul (VFCO), que pertence ao género *Orbivirus* da família *Reoviridae.* O principal vetor de transmissão desta doença são os mosquitos que picam, nomeadamente *Culicoides variipennis.* O vírus também pode ser transmitido por meios mecânicos, nomeadamente através de equipamento contaminado e de transfusões de sangue.

Sinais clínicos: Febre com temperatura corporal elevada (104 a 108°F); edema da face, particularmente ao redor dos olhos e lábios, levando a uma aparência "pastosa"; úlceras e erosões na língua, gengivas e lábios, dando à língua uma aparência azulada; o corrimento nasal pode ser seroso ou sanguinolento, frequentemente associado a dificuldades respiratórias; claudicação devido ao inchaço das bandas coronárias, que pode levar a lesões nos pés; espuma na boca devido a lesões orais e morte em casos graves, especialmente em populações ingénuas ou em cabras mais jovens.

Diagnóstico: Sinais clínicos no efetivo, análises de sangue para detetar anticorpos contra o VFCO, ELISA para identificar anticorpos específicos, isolamento do vírus a partir de amostras de sangue ou de tecidos em laboratório e RT-PCR para deteção do ARN viral, proporcionando um diagnóstico rápido e preciso.

Tratamento: Terapia de apoio, como a administração de fluidos para evitar a desidratação, especialmente se houver um corrimento oral ou nasal significativo, anti-inflamatórios não esteróides para reduzir a febre e a inflamação e antibióticos para prevenir infecções bacterianas secundárias, embora não tratem a infeção viral propriamente dita.

Prevenção e controlo: Estão disponíveis vacinas para alguns serótipos do VFCO e, idealmente, a vacinação deve ser efectuada antes da época de elevada atividade dos mosquitos. Controlo dos vectores através da utilização de insecticidas em áreas com populações elevadas de mosquito, redução da água parada e criação de áreas com sombra para minimizar a exposição ao mosquito. As práticas de gestão incluem manter as cabras em áreas bem ventiladas e secas para reduzir a exposição ao mosquito e efetuar controlos sanitários regulares e vigilância durante as épocas de maior atividade do mosquito. Além disso, isole os novos animais antes de os introduzir no efetivo para evitar potenciais surtos. **Conclusão**: A língua azul é uma doença viral significativa que afecta os caprinos, com potencial para graves implicações sanitárias e perdas económicas. O diagnóstico precoce, os cuidados de apoio e as estratégias de prevenção eficazes são essenciais para gerir a doença. A educação e a sensibilização contínuas dos produtores de caprinos são cruciais para reduzir o risco de surtos e proteger a saúde dos caprinos. A consulta regular com veterinários e profissionais de saúde animal é vital para otimizar as estratégias de gestão.

Enterotoxemia (doença dos rins em polpa)

Introdução: A enterotoxemia, vulgarmente conhecida como doença do rim em polpa, é uma doença grave e muitas vezes fatal nos caprinos, causada pelo crescimento excessivo de *Clostridium perfringens* tipo D. Esta doença caracteriza-se pelo aparecimento súbito de sinais clínicos e por elevadas taxas de mortalidade, particularmente em animais jovens e em rápido crescimento.

Etiologia: O agente causador é o *Clostridium perfringens* tipo D, uma bactéria Gram-positiva, anaeróbia. A doença está principalmente associada à produção da toxina epsilon, que é altamente potente e afecta o sistema nervoso central, conduzindo a perturbações metabólicas graves. Mais comum em animais de confinamento ou que consomem dietas ricas em hidratos de carbono, especialmente após alterações súbitas da dieta.

Sinais clínicos: A morte súbita é frequentemente o primeiro sinal observado, particularmente em animais previamente saudáveis. Os sinais neurológicos são andar cambaleante, andar em círculos, tremores musculares e incoordenação devido ao envolvimento do sistema nervoso central. Observa-se distensão abdominal devido a edema intestinal. A diarreia ocorre, mas nem sempre está presente. Nalguns casos, pode observar-se um aumento da temperatura corporal. Fraqueza geral e diminuição da atividade antes da morte.

Diagnóstico: Os sinais clínicos incluem morte súbita e sintomas neurológicos em cabras jovens e de crescimento rápido. Historial, como alterações recentes na dieta ou alimentação com dietas ricas em hidratos de carbono. Achados post mortem, como rins caraterísticos "polpudos", que podem parecer inchados e ter um aspeto húmido, e lesões intestinais, como edema e necrose do revestimento intestinal. Testes laboratoriais, como cultura, isolamento e confirmação de *C. perfringens* tipo D a partir do conteúdo intestinal ou de tecidos. Deteção de toxinas, especialmente a toxina épsilon, através de testes específicos.

Tratamento: Nos casos agudos, as opções de tratamento podem ser limitadas devido à rápida progressão da doença. A administração de antitoxina *de Clostridium perfringens* pode ajudar a neutralizar as toxinas circulantes se for administrada precocemente. Podem ser utilizados antibióticos para controlar a população bacteriana, embora a eficácia seja frequentemente limitada em casos avançados. A reidratação com electrólitos pode ser benéfica se a cabra ainda estiver de pé e reagir.

Prevenção e controlo: Estão disponíveis vacinas contra o *C. perfringens* tipo D, que constituem uma medida preventiva eficaz. A vacinação deve ser efectuada antes do desmame e durante períodos de alto risco (por exemplo, transição para dietas à base de cereais). As práticas de maneio alimentar incluem a introdução gradual de dietas de alto teor energético para evitar alterações súbitas e garantir que os alimentos são equilibrados, e evitar alimentos bolorentos ou estragados. Estar atento a mudanças bruscas de comportamento ou a sinais de doença nas cabras jovens. Manter boas práticas de saneamento nas áreas de alimentação e de alojamento para reduzir o risco de surtos.

Conclusão: A enterotoxemia (doença dos rins polpudos) é uma doença grave que pode causar uma mortalidade rápida nos caprinos, particularmente após alterações na dieta. O reconhecimento precoce, a vacinação eficaz e o maneio alimentar adequado são fundamentais para evitar surtos. A monitorização regular e o envolvimento veterinário são essenciais para manter a saúde do efetivo e minimizar o impacto desta doença. Ao implementar estas medidas, os produtores de caprinos podem aumentar o bem-estar e a produtividade dos seus efectivos.

Brucelose

Introdução: A brucelose é uma doença bacteriana contagiosa que afecta principalmente os animais de criação, incluindo os caprinos. Causa perdas económicas significativas na indústria pecuária devido à diminuição da produtividade e a falhas reprodutivas.

Etiologia: É causada por bactérias do género *Brucella. A Brucella melitensis* infecta principalmente ovinos e caprinos e é a espécie mais virulenta e a *Brucella ovis* afecta principalmente os ovinos, mas também pode infetar caprinos. As espécies de *Brucella* são pequenos coccobacilos Gramnegativos, não móveis, que podem sobreviver no ambiente durante longos períodos.

Transmissão: A ingestão de materiais infectados (placenta, fluidos fetais e leite), a inalação de aerossóis contendo a bactéria em ambientes com concentrações elevadas (por exemplo, durante o parto) e os insectos podem desempenhar um papel na transmissão. Os reservatórios são as cabras, as ovelhas e os ruminantes selvagens, enquanto os seres humanos podem ser infectados através do contacto direto.

Sinais clínicos: Os abortos tardios são o sinal mais comum, particularmente no último trimestre. Nados-mortos: Nascimento de crianças fracas ou nados-mortos. Placenta retida: leva a outras complicações, incluindo metrite. Infertilidade: taxas de conceção reduzidas e má qualidade do sémen nos machos. Os sinais sistémicos incluem Febre, temperatura corporal elevada, letargia, fraqueza geral e atividade reduzida e testículos inchados nos machos (orquite; inflamação dos testículos). Na infeção crónica, a artrite (infecções das articulações) leva a claudicação e **linfadenopatia**, aumento dos gânglios linfáticos.

Diagnóstico: Identificação de problemas reprodutivos e sinais sistémicos nos caprinos afectados. Testes serológicos, como o teste de Rosa Bengala, um teste de despistagem rápido para detetar anticorpos contra a *Brucella*; o teste de fixação do complemento, um teste mais específico para confirmar a brucelose, e o teste ELISA é utilizado para a despistagem em grande escala. Isolamento de *Brucella* a partir de sangue, fetos abortados ou tecidos placentários através de técnicas de cultura. A PCR pode ser utilizada para identificar o ADN *da Brucella* em tecidos ou fluidos.

Tratamento: As opções de tratamento com antibióticos são limitadas; embora os antibióticos como a tetraciclina e a estreptomicina possam reduzir a carga bacteriana, não eliminam totalmente a infeção e não estão aprovados para utilização em animais destinados à produção de alimentos devido ao tempo de espera. Concentrar-se no controlo das infecções secundárias ou das complicações associadas aos abortos.

Prevenção e controlo: A vacinação com a estirpe *Brucella melitensis* Rev 1 pode reduzir a incidência de brucelose em caprinos, embora possa não ser eficaz em todas as situações e possa causar reacções serológicas falso-positivas. Manter uma higiene e um saneamento rigorosos nas instalações de reprodução e de parto. Isolar os animais novos ou infectados antes de os introduzir no efetivo. Testes serológicos regulares para deteção precoce e monitorização da brucelose nos efectivos. Aplicar medidas de biossegurança para evitar o contacto com animais selvagens e outros animais que possam ser portadores da doença. Educar os agricultores sobre os riscos da brucelose, as vias de transmissão e a importância do envolvimento veterinário. **Conclusão:** A brucelose é uma doença significativa que representa uma ameaça para a saúde dos caprinos, a produtividade e a saúde humana. O diagnóstico precoce, a vacinação eficaz e as medidas rigorosas de biossegurança são essenciais para gerir e controlar a doença nas populações de caprinos. A colaboração com profissionais veterinários e a formação contínua dos produtores de caprinos são componentes vitais de estratégias bem sucedidas de gestão da brucelose.

Linfadenite caseosa (CL)

Introdução: A LC é uma doença infecciosa crónica que afecta os caprinos e ovinos. Leva à formação de abcessos nos gânglios linfáticos e noutros tecidos, resultando em perdas económicas significativas nos efectivos afectados devido à diminuição da produtividade e ao aumento dos custos dos cuidados veterinários.

Etiologia: Principalmente causada pela bactéria *Corynebacterium pseudotuberculosis,* uma bactéria Gram-positiva, pleomórfica e anaeróbia facultativa. A bactéria produz uma exotoxina potente que contribui para a necrose dos tecidos e a formação de abcessos.

Transmissão: Transmite-se através de abrasões cutâneas ou feridas quando os animais entram em contacto com indivíduos infectados ou ambientes contaminados. A bactéria pode sobreviver no ambiente, especialmente nas fezes, no solo e nos materiais de cama. A transmissão pode ocorrer através de instrumentos cirúrgicos contaminados, agulhas ou durante a vacinação.

Sinais clínicos: Esta doença afecta normalmente os gânglios linfáticos superficiais, particularmente as regiões pré-escapular e submandibular. Os abcessos podem também formar-se internamente, afectando órgãos como os pulmões, o fígado e os rins. Inchaço visível e caroços firmes no local dos abcessos, que podem tornar-se moles e flutuantes à medida que amadurecem. Desconforto ou dor nas áreas afectadas, levando a alterações no comportamento ou na alimentação. As infecções crónicas podem levar à perda de peso, à redução da produção de leite e a um mau estado geral do corpo. Os abcessos maduros podem romper-se, libertando um pus espesso e esverdeado com um odor desagradável caraterístico.

Diagnóstico: Observação dos sinais clínicos, incluindo a presença de abcessos e alterações do estado corporal. A avaliação do historial do efetivo e de surtos recentes de LC na zona pode fornecer pistas contextuais. A aspiração de material dos abcessos para exame citológico e cultura bacteriana pode confirmar a presença de *Corynebacterium pseudotuberculosis.* Os testes de PCR podem ser utilizados para detetar o ADN bacteriano do conteúdo dos abcessos. O teste sinérgico de inibição da hemolisina detecta anticorpos contra *C. pseudotuberculosis* e pode ajudar a diagnosticar a infeção no rastreio de efectivos.

Tratamento: A punção e a drenagem dos abcessos podem ajudar a aliviar os sintomas e a reduzir a carga bacteriana. Em casos graves, pode ser necessária a remoção cirúrgica dos gânglios linfáticos infectados. Podem ser utilizados antibióticos (por exemplo, penicilina, tetraciclina), mas a sua eficácia é limitada quando os abcessos se formam. A terapia combinada pode ser mais eficaz, mas o tratamento sistémico exige frequentemente uma orientação veterinária cuidadosa. O apoio nutricional e o controlo de infecções concomitantes podem ajudar na recuperação.

Prevenção e controlo: Manter boas práticas de higiene no alojamento e manuseamento para reduzir o risco de transmissão. Isolar e monitorizar os novos animais antes de os introduzir na manada. Os animais infectados podem ter de ser abatidos para evitar a propagação da LC na manada, especialmente em casos crónicos. Embora não exista uma vacina comercialmente disponível especificamente para a LC, as estratégias de vacinação para outras doenças podem ajudar a melhorar a saúde geral do efetivo e a reduzir a suscetibilidade. Efectue controlos de rotina para detetar a formação de abcessos e trate imediatamente quaisquer sinais de infeção.

Conclusões: A linfadenite caseosa é uma doença importante que afecta os caprinos, caracterizada pela formação de abcessos causados por *Corynebacterium pseudotuberculosis.* Uma gestão eficaz exige uma combinação de boas práticas de criação, medidas de biossegurança e um diagnóstico e tratamento rápidos. A monitorização regular e a educação dos produtores sobre a doença são cruciais para controlar a sua propagação e minimizar o seu impacto na saúde e produtividade dos caprinos. A colaboração com veterinários para um diagnóstico preciso e estratégias de gestão é essencial para a saúde do efetivo a longo prazo.

Orf (Ectima Contagioso)

Introdução: A Orf, também conhecida por Ectima Contagioso, é uma doença viral que afecta os ovinos e os caprinos. A doença caracteriza-se por lesões nos lábios, gengivas e outras zonas da pele, sobretudo em animais jovens. Embora a Orf seja geralmente autolimitada, pode levar a perdas económicas significativas nos rebanhos afectados devido à redução das taxas de crescimento, à fraca produção de leite e a infecções secundárias.

Etiologia: O vírus Orf (vírus Ecthyma contagiosum) é um membro do género Parapoxvirus da família Poxviridae. O vírus é robusto e pode sobreviver no ambiente durante longos períodos, o que o torna altamente contagioso.

Transmissão: A transmissão ocorre principalmente através do contacto direto com animais ou lesões infectados. Os alimentos, a água, o equipamento ou o material de cama contaminados podem também facilitar a propagação do vírus. O vírus pode permanecer viável no ambiente durante meses, especialmente em condições secas.

Sinais clínicos: Os sintomas iniciais são o desenvolvimento de pequenas lesões ou pápulas elevadas nos lábios, focinho e gengivas, que podem progredir para lesões ulcerativas e com crostas. As lesões podem ser dolorosas e podem causar dificuldade em comer e beber. Para além da face, também podem ocorrer lesões nas orelhas, narinas e pés, bem como noutras áreas do corpo. Os sinais sistémicos são anorexia, os animais afectados podem apresentar apetite reduzido devido às lesões orais, febre, pode estar presente febre ligeira, particularmente nas fases iniciais e perda de peso, as lesões prolongadas podem levar à perda de peso e a uma má condição corporal.

As lesões podem ficar infectadas com bactérias secundárias, levando a complicações adicionais e a sinais clínicos mais graves.

Diagnóstico: Reconhecimento de lesões e sintomas caraterísticos nos animais afectados. O conhecimento de surtos recentes ou a exposição a animais infectados podem ajudar no diagnóstico. A PCR pode confirmar a presença do vírus Orf a partir de amostras de lesões. O exame de amostras de biopsia pode ajudar a diferenciar a Orf de outras doenças com lesões semelhantes.

Tratamento: Fornecer alimentos macios e garantir o acesso a água limpa pode ajudar os animais afectados a manter a hidratação e a nutrição. A aplicação de soluções ou pomadas anti-sépticas nas áreas afectadas pode ajudar a reduzir as infecções secundárias e a promover a cura. Podem ser prescritos **antibióticos** para controlar as infecções bacterianas secundárias, especialmente em casos graves. Os animais afectados devem ser isolados para evitar a propagação do vírus a indivíduos saudáveis.

Prevenção e controlo: Existem vacinas para a Orf e a vacinação de populações em risco pode ajudar a reduzir a incidência da doença. A vacinação é normalmente administrada a animais jovens ou em ambientes de alto risco. Implementar práticas rigorosas de biossegurança, incluindo o controlo do acesso às instalações e a minimização do contacto com animais infectados. Manter as condições de vida limpas e secas para reduzir o risco de transmissão viral. Educar os agricultores e pastores sobre os sinais da Orf e a importância da notificação imediata e do isolamento dos animais afectados. Em surtos graves, pode ser considerado o abate para controlar a propagação da doença.

Conclusões: A Orf (Ectima Contagioso) é uma doença viral importante que afecta os caprinos, caracterizada por lesões dolorosas e potenciais perdas económicas . Embora a doença seja geralmente auto-limitada, o diagnóstico imediato, os cuidados de apoio e as estratégias de prevenção eficazes são essenciais para gerir os surtos. Ao implementar programas de vacinação e boas práticas de gestão, os produtores de caprinos podem reduzir a incidência da Orf e proteger a saúde e a produtividade dos seus efectivos. O envolvimento veterinário regular é crucial para a monitorização e gestão eficazes desta doença.

Parasitas internos nos caprinos

Introdução: Os parasitas internos são uma grande preocupação para a saúde dos caprinos, particularmente nas regiões tropicais e subtropicais, onde as condições quentes e húmidas favorecem o desenvolvimento dos parasitas. Estes parasitas podem afetar significativamente a produtividade dos caprinos, provocando taxas de crescimento reduzidas, uma conversão alimentar deficiente, uma diminuição da produção de leite, anemia, diarreia e mesmo a morte em casos graves. A gestão eficaz dos parasitas é essencial para manter os rebanhos caprinos saudáveis e garantir uma produtividade óptima.

Tipos de Parasitas Internos

Nemátodos gastrointestinais (lombrigas): Estes são os parasitas internos mais comuns que afectam os caprinos. Alguns exemplos incluem o *Haemonchus contortus,* um parasita sugador de sangue que causa anemia, o Trichostrongylus spp. que causa diarreia e crescimento deficiente, o Teladorsagia (Ostertagia) spp. que danifica o abomaso (estômago verdadeiro), levando a uma má digestão e perda de peso e o Nematodirus spp. que é comum em animais jovens e causa diarreia.

Vermes pulmonares: Os vermes pulmonares (Dictyocaulus spp., Protostrongylus spp.) afectam o sistema respiratório, provocando tosse, dificuldade em respirar e dificuldade respiratória. **Trematódeos (vermes)**: A fascíola hepática (Fasciola hepatica) causa fasciolíase, que provoca lesões no fígado, anemia e iterícia, e a fascíola do rúmen (Paramphistomum spp.) afecta o rúmen e pode causar diarreia e perda de peso.

Cestodes (Ténias): As ténias, como a Moniezia spp., residem nos intestinos dos caprinos. Embora sejam geralmente menos nocivos do que outros parasitas, em infestações pesadas podem causar um crescimento deficiente e deficiências nutricionais.

Protozoários: **Coccidia (Eimeria spp.)**, afecta os caprinos jovens e causa coccidiose, que se caracteriza por diarreia, desidratação e fraco crescimento.

Sinais clínicos: Nemátodos gastrointestinais **:** A hemoncocose leva a anemia, edema (mandíbula engarrafada; inchaço líquido sob a mandíbula), perda de peso e fraqueza. Trichostrongylosis e Ostertagiosis: Diarreia, perda de peso e má condição corporal. Infeção por vermes pulmonares**:** Tosse, especialmente após o exercício, problemas respiratórios, como dificuldade em respirar, e corrimento nasal e perda de peso em infecções crónicas. Infeção por parasitas do fígado: na fasciolíase crónica, perda de peso, anemia e iterícia, crescimento deficiente e produção de leite reduzida. Fasciolíase aguda: Morte súbita devido a lesões hepáticas graves, particularmente em animais jovens. Coccidiose: Diarreia, frequentemente sanguinolenta ou mucoide, desidratação e perda rápida de peso nos cabritos. Em casos graves, pode ocorrer a morte se não for tratada.

Diagnóstico: Sinais clínicos como perda de peso, diarreia, anemia, tosse ou inchaço (mandíbula em garrafa). Contagem de ovos nas fezes através de exame microscópico para quantificar o número de ovos do parasita. Esta é a ferramenta de diagnóstico mais comum para identificar infecções por nemátodos gastrointestinais. Foram detectados oocistos coccidiais nas faces para diagnosticar a coccidiose. Em alguns casos, o exame post-mortem do trato gastrointestinal, do fígado ou dos pulmões após a morte pode revelar a presença de vermes ou vermes adultos.

Controlo: O controlo eficaz dos parasitas internos envolve uma combinação de práticas de gestão, a utilização estratégica de anti-helmínticos (desparasitantes) e a gestão das pastagens para reduzir as cargas parasitárias.

Tratamento anti-helmíntico (Desparasitação): Medicamentos utilizados para tratar os parasitas internos. Existem várias classes de anti-helmínticos utilizados nos caprinos, nomeadamente Benzimidazóis (por exemplo, albendazol, fenbendazol; eficaz contra uma vasta gama de nemátodos e algumas vermes), Avermectinas e Milbemicinas (por exemplo, ivermectina, moxidectina; atividade de largo espetro contra nemátodos e vermes pulmonares, Imidazotiazóis (por exemplo, levamisole; utilizado para nemátodos) e Clorsulon (eficaz contra vermes do fígado). Estratégias de desparasitação: Só são tratados os animais que apresentam sinais clínicos ou os que têm uma contagem elevada de ovos nas fezes, em vez de se proceder ao tratamento geral de toda a manada (tratamento seletivo orientado (TST). Isto ajuda a reduzir o desenvolvimento de resistência aos medicamentos. Alternar as classes de anti-helmínticos utilizados para evitar o desenvolvimento de estirpes de parasitas resistentes aos medicamentos (desparasitação rotativa). Programar os tratamentos de desparasitação com base no ciclo de vida do parasita e nas condições ambientais (por exemplo, antes da estação das chuvas, quando é provável que a carga parasitária aumente) (desparasitação estratégica).

Gestão das pastagens: A deslocação das cabras entre pastagens para reduzir a exposição ao parasita. As larvas infecciosas necessitam de tempo para se desenvolverem e têm mais probabilidades de morrer em pastagens que estejam em repouso durante várias semanas (pastoreio rotativo), O sobrepastoreio obriga as cabras a pastarem mais perto do solo, onde as larvas dos parasitas têm maior probabilidade de estar presentes (evitar o sobrepastoreio) e a deslocação dos animais antes de as larvas atingirem os estádios infecciosos pode reduzir a contaminação das pastagens (rotação das pastagens).

Sistema FAMACHA (Haemonchus contortus): O FAMACHA é um instrumento utilizado para monitorizar a anemia em caprinos causada pelo verme do barbeiro. O sistema consiste em comparar a cor das membranas mucosas da cabra (por exemplo, no interior da pálpebra) com uma tabela de cores para determinar se é necessário desparasitar. As cabras com membranas mucosas pálidas (indicando anemia grave) são tratadas, enquanto as que têm uma coloração normal não são tratadas, o que reduz o uso desnecessário de desparasitantes e atrasa o desenvolvimento de resistência aos medicamentos.

Nutrição e imunidade: Uma nutrição adequada ajuda as cabras a manter um sistema imunitário forte, o que é essencial para controlar as infecções parasitárias internas. O fornecimento de suplementos minerais, especialmente de cobre e cobalto, tem demonstrado ajudar a controlar a carga parasitária, reforçando o sistema imunitário da cabra.

Controlo biológico: Certos fungos (fungos capturadores de nemátodos), como o Duddingtonia flagrans, podem ser introduzidos na alimentação das cabras e reduzem a população de larvas de parasitas nas faces, capturando-as e matando-as. Algumas raças de cabras são naturalmente mais resistentes (resistência genética) aos parasitas. A criação de animais resistentes aos parasitas é uma estratégia de controlo a longo prazo.

Conclusão: A gestão eficaz dos parasitas internos nos caprinos requer uma abordagem integrada que combine boas práticas de criação, utilização estratégica de anti-helmínticos e monitorização contínua. A implementação destas medidas de controlo pode reduzir significativamente o impacto dos parasitas internos, garantindo cabras mais saudáveis e melhores resultados de produção.

Parasitas externos (carraças, ácaros e piolhos)

Introdução: Os parasitas externos, como as carraças, os ácaros e os piolhos, são pragas comuns nos caprinos que podem ter um impacto significativo na saúde, na produtividade e no bem-estar geral. Estes parasitas causam irritação da pele, perda de sangue e podem transmitir doenças. A gestão dos parasitas externos é essencial para manter a saúde do rebanho e evitar perdas económicas.

Tipos de parasitas externos: Carraças *(Ixodidae* e *Argasidae),* ácaros (várias espécies, incluindo os causadores de sarnas) e piolhos *(*espécies *Bovicola* e *Linognathus*)

Carraças: As carraças são artrópodes sugadores de sangue que infestam os caprinos e transmitem várias doenças como a anaplasmose, a babesiose e a doença do coração. Existem dois tipos principais: as carraças duras (*Ixodidae*) são comuns nas regiões tropicais e as carraças moles (*Argasidae*) são menos comuns mas ainda assim problemáticas.

Sinais clínicos: Anemia devido à perda de sangue, especialmente em infestações pesadas. Irritação e inquietação devido à mordedura e alimentação das carraças. As carraças podem transmitir agentes patogénicos que causam doenças como a água do coração, a teileriose e a paralisia da carraça.

Controlo: Utilização de acaricidas como a permetrina, o amitraz ou a ivermectina. Os métodos mais comuns são a pulverização, a imersão e a aplicação em gotas. O pastoreio rotativo pode reduzir as populações de carraças nas pastagens. Utilização de predadores naturais ou parasitas (como besouros predadores ou fungos) para controlar as populações de carraças. Exame de rotina das cabras para deteção de carraças e remoção dos parasitas visíveis.

Ácaros: Os ácaros causam a sarna, uma doença da pele que pode provocar irritações graves, crostas e perda de pelo. Os diferentes tipos de ácaros da sarna que afectam as cabras são a sarna sarcóptica *(Sarcoptes scabiei var. caprae), que* afecta a pele, especialmente à volta da cabeça e das pernas, a sarna demodécica *(Demodex caprae),* que provoca nódulos na pele, a sarna psoróptica (*Psoroptes ovis*), que afecta principalmente as orelhas, e a sarna corióptica (*Chorioptes caprae*), que afecta as pernas e a parte inferior do corpo.

Sinais clínicos: Comichão grave (prurido) que leva a coçar, morder ou esfregar excessivamente as superfícies. Perda de pelo, particularmente em torno das áreas afectadas, como a cabeça, as pernas ou os flancos. Lesões com crostas e crostas mostram uma pele espessada, com formação de crostas ou crostas nas áreas afectadas. Devido ao coçar constante e às feridas abertas, podem desenvolver-se infecções bacterianas secundárias.

Controlo: Utilização de acaricidas, como a ivermectina (injetável ou tópica) ou de cal sulfurosa para matar os ácaros. Os animais infectados devem ser separados do rebanho para evitar a propagação. Limpeza e desinfeção das áreas de alojamento para eliminar os ácaros do ambiente. Controlos frequentes para detetar sinais de sarna, especialmente em ambientes com muita gente ou sujos.

Piolhos: As infestações de piolhos nos caprinos podem ser causadas por dois tipos. Os piolhos mordedores *(Bovicola caprae)* que se alimentam de resíduos da pele e do pelo e os piolhos sugadores *(Linognathus stenopsis) que* se alimentam de sangue, provocando anemia.

Sinais clínicos: A comichão intensa leva os animais a esfregarem-se, coçarem-se e morderem-se constantemente. Áreas irregulares de perda de pelo devido ao coçar excessivo. Em infestações graves de piolhos sugadores, a perda de sangue pode levar à anemia. A irritação crónica pode resultar numa diminuição da alimentação e perda de peso.

Controlo: Utilização de insecticidas, como a permetrina ou os piretróides, sob a forma de pulverização, pó ou pour-ons. A escovagem regular pode ajudar a reduzir as populações de piolhos. Limpeza regular da cama, das áreas de alimentação e do equipamento para remover os piolhos e os seus ovos. Isolar os animais afectados para evitar a propagação dos piolhos ao resto da manada.

Conclusão: Os parasitas externos como as carraças, os ácaros e os piolhos podem causar danos significativos à saúde e à produtividade das cabras. Para um controlo eficaz, é essencial um plano de gestão completo que inclua uma monitorização de rotina, tratamentos químicos, controlo ambiental e medidas de biossegurança. Mantendo uma boa higiene, praticando a gestão das pastagens e utilizando protocolos de tratamento eficazes, os produtores podem minimizar o impacto negativo destes parasitas nos seus efectivos caprinos.

Mastite em cabras

Introdução: A mastite é uma inflamação da glândula mamária e é um problema de saúde significativo nas cabras leiteiras. Pode afetar a produção e a qualidade do leite e o bem-estar geral do animal. Compreender as causas, os sintomas, o diagnóstico, e o tratamento da mastite é crucial para uma gestão e prevenção eficazes.

Tipos de Mastite: Mastite clínica, sinais visíveis de inflamação e infeção no úbere. Os sintomas incluem inchaço, vermelhidão, calor, dor e leite anormal (coágulos, pus ou aspeto aquoso). Mastite subclínica, não há sinais visíveis de infeção, mas há alterações no leite e no úbere. Aumento da contagem de células somáticas no leite, o que pode indicar infeção. Mastite aguda, início súbito com sinais clínicos graves. Pode levar a uma doença sistémica, incluindo febre e letargia. Mastite crónica, condição de longa duração com episódios recorrentes. Muitas vezes resulta em danos persistentes no úbere e problemas contínuos de produção.

Causas da mastite:

Infecções bacterianas: Esta é a causa mais comum de mastite nas cabras. As bactérias comuns incluem *Staphylococcus aureus* (infeção crónica), *Streptococcus agalactiae* (altamente contagiosa e causa mastite clínica), *Escherichia coli* (mastite aguda grave) e Klebsiella spp. (associada a infecções ambientais). Infecções fúngicas: Raras mas podem ocorrer, particularmente em cabras imunocomprometidas.

Factores físicos: Traumatismos no úbere, tais como manuseamento brusco ou ferimentos e técnicas ou equipamento de ordenha inadequados que podem provocar irritação e ferimentos.

Factores ambientais: A falta de higiene, condições de humidade e camas inadequadas podem aumentar o risco de mastite.

Problemas de saúde sistémicos: Outros problemas de saúde, como a cetose e as infecções sistémicas, podem predispor as cabras para a mastite.

Sinais clínicos: Sinais físicos como inchaço, vermelhidão e calor no úbere afetado e dor durante a ordenha ou manuseamento. Aspeto anormal do leite, como coágulos, pus ou descoloração. Diminuição da produção de leite. Sinais sistémicos (em casos agudos), como febre (temperatura corporal elevada), letargia e diminuição do apetite e aumento da frequência cardíaca e respiratória.

Diagnóstico: Exame clínico por inspeção visual do úbere para detetar sinais de inflamação ou lesão e palpação para avaliar o inchaço, o calor e a dor. Teste do leite através do California Mastitis Test, um teste rápido efectuado na exploração para detetar a contagem de células somáticas e culturas bacteriológicas para identificar as bactérias específicas que causam a infeção. A monitorização regular da CCS no leite pode ajudar a identificar a mastite subclínica. Teste de qualidade do leite para contagens bacterianas e outros indicadores de qualidade.

Tratamento: Antibióticos adequados com base nos resultados da cultura para atacar agentes patogénicos específicos. As infusões intra-mamárias são normalmente utilizadas para tratar infecções localizadas. Medicamentos anti-inflamatórios não esteróides para reduzir a dor e a inflamação. Garantir uma hidratação e nutrição adequadas para apoiar a recuperação. Em casos graves, pode ser necessário recorrer a antibióticos sistémicos. Evitar ordenhar o quarto afetado para evitar mais irritação e permitir a cura. Em casos crónicos ou quando a produção é gravemente afetada, as cabras afectadas podem ter de ser abatidas do rebanho.

Prevenção: As boas práticas de ordenha incluem técnicas de ordenha adequadas para minimizar o trauma no úbere e garantir que o equipamento de ordenha esteja limpo e bem conservado. As práticas de higiene e de gestão incluem a manutenção de condições de vida limpas e o fornecimento de camas secas e limpas; a limpeza e desinfeção regulares do equipamento de ordenha; a monitorização regular da saúde do úbere e da qualidade do leite; a realização de testes de rotina à CCS para detetar precocemente a mastite subclínica. As práticas de gestão da nutrição e da saúde incluem: fornecer uma nutrição equilibrada para apoiar a saúde geral e a função imunitária; controlos veterinários regulares para monitorizar problemas de saúde sistémicos. Podem estar disponíveis vacinas para determinados agentes patogénicos; consultar um veterinário para obter recomendações.

Conclusão: A mastite é uma doença grave que afecta a saúde e a produtividade das cabras. A deteção e intervenção precoces são cruciais para um tratamento e prevenção eficazes. Ao implementar boas práticas de maneio, manter a higiene e monitorizar a saúde do úbere, os produtores de cabras podem minimizar a incidência de mastite e assegurar uma melhor produção de leite e bem-estar animal. O envolvimento veterinário regular é essencial para uma gestão óptima da mastite e da saúde do efetivo.

Referências

https:// agritech.tnau.ac.in/animal husbandry/ani goat d%20mgt%20&%20v%20sch edule.html

Alhaji Bukar B. e Musa Mabu I. (2023). Doenças comuns dos caprinos, tratamento e medidas preventivas. IntechOpen. doi: 10.5772/intechopen.1001377

https://www.fao.org/4/t0756e/t0756e06.htm

https://www.msdvetmanual.com/management-and-nutrition/preventative-health-care- and-husbandry-of-goats/additional-common-diseases-of-goats

https://www.horizonvetbrighton.com/site/blog/2022/06/30/common-diseases-goats- ovelhas

https://en.wikipedia.org/wiki/List de doenças infecciosas dos ovinos e caprinos https://www.daera-ni.gov.uk/topics/animal-health-and-welfare/animal- diseases/diseases-affect-goats

https://kingcounty.gov/en/legacy/depts/health/communicable-diseases/zoonotic/facts- resources/diseases-by-animal/goats-livestock

https://www.extension.purdue.edu/extmedia/as/as-595-commondiseases.pdf

https://www.aces.edu/blog/topics/sheep-goats/common-diseases-of-dairy-caprinos e ovinos/

Capítulo 11: Seleção das fêmeas caprinas para reprodução

Introdução: A escolha das cabras certas para reprodução é crucial para melhorar a genética do efetivo, a produtividade e a rentabilidade global. As cabras bem selecionadas contribuem para uma maior produção de leite, taxas de crescimento e melhor qualidade da descendência.

Factores que afectam a seleção

Qualidade genética: Avaliar o historial genético da coelha, procurando linhas comprovadas que produzam caraterísticas desejáveis. Avalie os registos de desempenho anterior, incluindo a produção de leite, as taxas de crescimento e o sucesso reprodutivo. Procure coelhas com elevada eficiência reprodutiva e boa capacidade de maternidade.

Conformação física: Selecionar as fêmeas com um corpo forte e bem equilibrado, com bom desenvolvimento muscular. Uma estrutura saudável e robusta permite um melhor desempenho reprodutivo e uma maior longevidade. Avaliar o tamanho e a forma do úbere. Um úbere bem formado e funcional, com duas tetas funcionais, é essencial para a produção de leite. Assegure-se de que as coelhas têm pés e pernas fortes e sólidos. Uma boa conformação é crucial para a mobilidade e a saúde geral.

Idade e historial reprodutivo: Selecione coelhas que tenham pelo menos 6-12 meses de idade para reprodução, dependendo da raça. As coelhas mais jovens podem não estar ainda completamente desenvolvidas, enquanto as mais velhas (mais de 5 anos) podem ter uma fertilidade reduzida. Escolha coelhas com um historial de reprodução bem sucedida, incluindo ciclos de cio regulares, partos bem sucedidos e boas capacidades maternais. Verifique se existem antecedentes de problemas reprodutivos (por exemplo, anestro prolongado, distocia).

Saúde e condição: O índice de condição corporal deve ser, no mínimo, de 2,5-3,5 numa escala de 15. As cadelas não devem ser demasiado magras nem demasiado gordas, pois isso pode afetar a fertilidade e a saúde em geral. Faça um exame de saúde completo, incluindo vacinas, estado de desparasitação e sinais de doenças crónicas ou infecções. Uma coelha saudável é essencial para uma reprodução bem sucedida.

Temperamento e comportamento: Selecionar as coelhas com um temperamento calmo e controlável. Comportamentos stressantes ou agressivos podem levar a desafios no manuseamento e gestão.

Observe as interações com as outras cabras para se certificar de que a corça está bem integrada no rebanho. Uma boa estrutura social promove o sucesso reprodutivo.

Avaliação dos caracteres de produção

Produção de leite (para raças leiteiras): Rever os registos de lactação quanto ao volume e à composição (teor de gordura e proteína). Uma elevada produção e qualidade do leite são essenciais para a produção leiteira. Considere as fêmeas que são fáceis de ordenhar, pois isso é crucial para operações de ordenha eficientes.

Taxa de crescimento (para raças de carne): Selecionar as fêmeas que apresentem boas taxas de crescimento e peso corporal para a sua idade. Taxas de crescimento mais elevadas conduzem a uma melhor eficiência de produção. Avalie o potencial para caraterísticas de carcaça desejáveis, incluindo rácios músculo-gordura.

Adaptabilidade ambiental*:* Escolher espécies bem adaptadas ao clima e às condições ambientais locais (por exemplo, tolerância ao calor, resistência a doenças). Isto pode levar a uma melhor saúde e produtividade nas condições locais. Selecione coelhas que possam prosperar em várias condições (por exemplo, má qualidade das pastagens, flutuações de temperatura). A rusticidade indica uma boa sobrevivência e potencial reprodutivo.

Sistemas e estratégias de reprodução: No acasalamento natural, os machos são apresentados às fêmeas durante a época de reprodução. Monitorizar os sinais de cio para otimizar o momento da reprodução. A inseminação artificial permite a introdução de genética superior sem a necessidade de ter machos físicos na exploração. Considere a rotação de coelhas e a introdução de novas genéticas para aumentar a diversidade e melhorar o desempenho geral do efetivo.

Considerações económicas: Avalie o custo de manutenção de coelhas reprodutoras de alta qualidade em relação ao potencial retorno financeiro do aumento da produção. Selecione coelhas com elevado potencial de produção de descendentes produtivos, o que conduzirá a uma maior rentabilidade ao longo do tempo.

Conclusão: A seleção das cabras certas para reprodução é essencial para atingir os objectivos de reprodução e maximizar a produtividade do rebanho. As considerações a ter em conta devem incluir a qualidade genética, a conformação física, o historial reprodutivo, o estado de saúde e a adaptabilidade às condições locais. Através de uma abordagem sistemática da seleção, os agricultores podem melhorar a qualidade genética dos seus rebanhos e obter melhores resultados económicos na produção de caprinos.

Referências

http://www.agritech.tnau.ac.in/expert system/sheepgoat/Breeding%20Management%20of%20Sheep%20and%20Goat.html#:-:text=As fêmeas%20têm%20capacidade%20de%20produzir, tendo%20melhor%20capacidade%20de%20recepção%20de%20alimentos.

https://www.aces.edu/blog/topics/animals-urban/ criteria-to-select- goat-breeding- stock/

https://www.mla.com.au/globalassets/mla-corporate/generic/extension-training-and- tools/gig module-5 web.pdf

https://www.goatfarmers.com/blog/goat-breeding%2F

https://www.srpublication.com/selection-of-buck-and-does-for-breeding-in-commercial-goat-farming/

http://www.agritech.tnau.ac.in/animal husbandry/ani goat mgt%20practices.html

https://www.srpublication.com/selection-and-judging-criteria-for-goats/

https:// extension.okstate.edu/programs/meat-goat-production/ site-files/docs/chapter- 7-bucks-and-breeding.pdf

Capítulo 12: Seleção de caprinos machos para reprodução

Introdução: A seleção dos machos caprinos certos para reprodução é fundamental para melhorar a genética do rebanho, aumentar as caraterísticas de produção e assegurar a viabilidade económica. Um macho superior pode influenciar significativamente a qualidade e o desempenho da descendência.

Factores-chave para a seleção de patos

Qualidade genética Avalie o historial genético do macho (pedigree), concentrando-se em linhas de sangue comprovadas com caraterísticas desejáveis. Considere o desempenho dos animais relacionados (mães e reprodutores). Avalie os dados históricos de desempenho, incluindo taxas de crescimento, produção de leite das filhas e contribuições gerais do rebanho. Procure por machos que tenham gerado descendentes bem-sucedidos.

Conformação física: Selecionar machos com um corpo bem equilibrado e musculado que exibam uma boa conformação. Os traços físicos fortes contribuem para um melhor desempenho no acasalamento e para o crescimento da descendência. Certifique-se de que o macho tem dois testículos normalmente descidos, pois isso é crucial para a produção de esperma. Um maior tamanho dos testículos está correlacionado com uma maior fertilidade e qualidade do esperma.

Idade e historial reprodutivo: Os machos podem normalmente começar a reproduzir-se aos 6-8 meses de idade. No entanto, podem ser mais eficazes aos 1-2 anos quando estão completamente maduros. Os machos mais velhos podem mostrar sinais de declínio da fertilidade. Escolha machos com um historial de altas taxas de fertilidade e de reprodução bem sucedida. Monitorize quaisquer problemas reprodutivos, tais como baixa libido ou má qualidade do esperma.

Avaliação da saúde

Exame de sanidade reprodutiva: Efetuar uma análise completa do sémen para avaliar a motilidade, a morfologia e a concentração do esperma. Um macho saudável deve ter uma alta percentagem de espermatozóides móveis e morfologicamente normais. Medir a circunferência escrotal, pois tamanhos maiores indicam maior produção de esperma. Uma circunferência ideal pode variar de acordo com a raça, mas geralmente deve ser de 25-30 cm ou mais. **Avaliação do estado geral de saúde**: Manter uma condição corporal óptima de 3-4 numa escala de 1-5. Os machos não devem ser nem demasiado magros nem demasiado gordos, uma vez que ambas as condições podem afetar negativamente a fertilidade. Inspecionar regularmente os cascos para assegurar que estão saudáveis e aparados. Os machos com claudicação ou com má saúde dos cascos podem ter uma capacidade de reprodução reduzida. Monitorize e controle regularmente os parasitas através de programas de desparasitação. Um macho saudável é essencial para uma reprodução eficaz. **Caraterísticas comportamentais**: Selecione machos com um comportamento calmo e controlável (bom temperamento). Os machos agressivos ou excessivamente dominantes podem levar a dificuldades de maneio e a potenciais ferimentos nas fêmeas. Avalie a libido do macho observando o seu comportamento de acasalamento. Um macho com libido elevada mostrará um forte interesse pelas coelhas e procurará ativamente acasalar.

Manejo nutricional: Aumentar o consumo de energia dos machos 4-6 semanas antes da época de reprodução para aumentar a fertilidade e a libido (flushing). Isto pode ser conseguido através de forragens de alta qualidade e de alimentos concentrados. Proporcionar acesso a pasto ou feno de qualidade, suplementado com alimentos ricos em proteínas, particularmente durante a época de reprodução (alimentação equilibrada). Assegurar que os machos tenham acesso a suplementos minerais que incluam oligoelementos essenciais (por exemplo, zinco, selénio, cobre) e vitaminas (A e E) que apoiem a saúde reprodutiva.

Sistemas e estratégias de reprodução: Acasalamento natural, ou seja, introduzir os machos às fêmeas durante a época de reprodução. Monitorizar os sinais de cio para otimizar o momento da reprodução. A inseminação artificial (IA) permite a introdução de uma genética superior sem manter vários machos. O momento e as técnicas adequadas são essenciais para o sucesso. Um macho maduro pode, tipicamente, servir 20-40 fêmeas numa época de reprodução em acasalamento natural, enquanto os machos mais jovens devem ser limitados a 15-20 fêmeas para evitar o excesso de esforço na inseminação artificial. **Manutenção de registos e monitorização do desempenho**: Mantenha registos precisos do historial de reprodução, do estado de saúde e do desempenho da descendência. Estes dados ajudam a avaliar a eficácia dos machos selecionados e a informar futuras decisões de reprodução. Utilize os dados de desempenho para avaliar e melhorar os programas de criação, fazendo selecções informadas com base no sucesso reprodutivo e na qualidade da descendência.

Considerações económicas: Avalie os custos de manutenção de machos reprodutores de alta qualidade em relação aos potenciais retornos financeiros decorrentes da melhoria da produção de descendentes e do desempenho do rebanho (análise de custo-benefício). A seleção de machos com forte potencial genético conduz a uma melhor produtividade e rentabilidade ao longo do tempo.

Conclusão: A seleção dos caprinos machos certos para reprodução é essencial para atingir os objectivos de reprodução desejados e maximizar a produtividade do rebanho. As principais considerações devem incluir a qualidade genética, a conformação física, o historial reprodutivo, a avaliação da saúde e o maneio nutricional. Ao implementar uma abordagem sistemática de seleção e gestão, os agricultores podem melhorar a qualidade genética dos seus rebanhos e melhorar os resultados económicos globais da produção de caprinos.

Referências

http://www.agritech.tnau.ac.in/expert system/sheepgoat/Breeding%20Management%20of%20Sheep%20and%20Goat.html#:~:text=As fêmeas%20têm%20capacidade%20de%20produzir, tendo%20melhor%20capacidade%20de%20recepção%20de%20alimentos.

https://www.aces.edu/blog/topics/animals-urban/ criteria-to-select- goat-breeding- stock/

https://www.mla.com.au/globalassets/mla-corporate/generic/extension-training-and- tools/gig module-5 web.pdf

https://www.goatfarmers.com/blog/goat-breeding%2F

https://www.srpublication.com/selection-of-buck-and-does-for-breeding-in-commercial-goat-farming/

http://www.agritech.tnau.ac.in/animal husbandry/ani goat mgt%20practices.html

https://www.srpublication.com/selection-and-judging-criteria-for-goats/

https:// extension.okstate.edu/programs/meat-goat-production/ site-files/docs/chapter- 7-bucks-and-breeding.pdf

Capítulo 13: Factores que afectam a taxa de conceção nos caprinos

Introdução: Melhorar a taxa de conceção em caprinos em regiões tropicais húmidas é crucial para otimizar a eficiência reprodutiva e a produtividade global do rebanho. Os climas tropicais apresentam muitas vezes desafios como as altas temperaturas, a humidade e as doenças, que podem afetar negativamente a reprodução. Este artigo popular centra-se em estratégias de gestão, intervenções nutricionais e modificações ambientais para melhorar a taxa de conceção em cabras de regiões tropicais húmidas.

Factores que afectam a taxa de conceção

Stress térmico: As temperaturas e a humidade elevadas provocam stress térmico, que pode prejudicar a função reprodutiva dos caprinos machos e fêmeas. O stress térmico reduz o comportamento do estro, as taxas de ovulação e a sobrevivência dos embriões, e afecta a qualidade do sémen nos machos. **Deficiências nutricionais**: A má nutrição, particularmente as deficiências de energia, proteínas, minerais (por exemplo, zinco, selénio) e vitaminas, pode diminuir a fertilidade. Nas regiões tropicais, a qualidade e a disponibilidade de forragem flutuam com as estações, afectando a ingestão nutricional.

Parasitas e doenças: As regiões tropicais húmidas são propensas a elevadas cargas de parasitas (internos e externos) e doenças (por exemplo, brucelose, Orf, PPR) que reduzem a fertilidade. Os parasitas causam stress, anemia e más condições corporais, que afectam negativamente a saúde reprodutiva.

Manejo da reprodução: A falta de sincronização do cio, o momento incorreto do acasalamento ou da inseminação artificial e a má gestão dos machos reprodutores podem resultar em baixas taxas de conceção.

Factores genéticos: O potencial genético das cabras para a fertilidade e a adaptabilidade às condições tropicais desempenha um papel significativo no sucesso da conceção.

Estratégias para melhorar a taxa de conceção

Gestão nutricional*:* Fornecer uma dieta equilibrada rica em energia, proteínas, vitaminas (A, E) e minerais (selénio, zinco, cálcio, fósforo). A alimentação suplementar durante os períodos de fraca disponibilidade de forragem (estação seca) pode ajudar a manter a condição corporal. Mantenha um BCS ótimo (2,5 a 3,5 em 5) para as fêmeas e os machos reprodutores. Os animais com peso a menos têm uma fertilidade reduzida, enquanto os animais com peso a mais podem ter complicações reprodutivas. O "flushing" nutricional (alimentação com rações altamente energéticas) 2-3 semanas antes e durante a época de reprodução pode melhorar as taxas de ovulação e de conceção. Assegurar uma ingestão adequada de água, uma vez que a desidratação pode afetar a fertilidade. O fornecimento de suplementos de electrólitos pode ajudar as cabras a enfrentar o stress térmico em climas tropicais.

Controlo de parasitas e gestão da saúde*:* A desparasitação regular com anti-helmínticos eficazes é fundamental nas regiões tropicais para controlar os parasitas gastrointestinais que podem reduzir o desempenho reprodutivo. Implementar programas de controlo de carraças, piolhos e ácaros utilizando acaricidas e insecticidas adequados para reduzir o stress relacionado com os parasitas. Vacinar as cabras contra doenças reprodutivas como a Brucelose, a Leptospirose e a Peste dos Pequenos Ruminantes (PPR), que são prevalecentes nas regiões tropicais. Os controlos sanitários regulares e o tratamento imediato dos animais doentes são essenciais para evitar a propagação de doenças infecciosas que podem afetar a fertilidade.

Gestão da reprodução*:* Melhorar a deteção do cio, monitorizando de perto a manada para detetar sinais de cio (inquietação, abanar da cauda, comportamento de montar, inchaço da vulva). Utilize machos provocadores para ajudar a identificar mais eficazmente as fêmeas em cio. Utilizar tratamentos hormonais (tais como prostaglandinas ou dispositivos de libertação de progesterona) para sincronizar o cio na manada, tornando a reprodução e a inseminação artificial mais eficientes. A inseminação artificial pode ser utilizada para melhorar a diversidade genética e as taxas de conceção, especialmente com a utilização de sémen de alta qualidade. O momento adequado da IA é fundamental e deve ser realizado dentro de 12-24 horas após a deteção do cio. Assegurar que os machos reprodutores estão de boa saúde, com uma nutrição adequada e sem doenças. A fertilidade dos machos pode ser gravemente afetada por um maneio deficiente. Faça a rotação dos machos durante a época de reprodução para evitar o uso excessivo e garantir uma qualidade óptima do sémen.

Seleção genética: Escolha raças que estejam bem adaptadas a climas tropicais húmidos, como Andamani e Teressa e raças locais, uma vez que tendem a ter melhor tolerância ao calor e resistência a doenças. Selecionar animais reprodutores com base em caraterísticas de fertilidade, incluindo elevadas taxas de conceção, maturidade precoce e tolerância ao calor. Empregar programas de cruzamento para melhorar o vigor híbrido e a adaptabilidade às condições locais. **Gestão ambiental:** Fornecer alojamento adequado com boa ventilação para minimizar o stress térmico. Os abrigos elevados e abertos ajudam a melhorar o fluxo de ar e a reduzir a temperatura no interior dos estábulos. Deve ser dada prioridade à sombra e à disponibilidade de água nas pastagens e áreas de pastoreio para manter os animais frescos e hidratados. Implemente estratégias de arrefecimento como nebulização, ventoinhas e áreas sombreadas para reduzir o stress térmico durante a época de reprodução. Evitar a reprodução durante os meses mais quentes e húmidos. Nas regiões tropicais, a estação das chuvas pode ser mais propícia à reprodução, uma vez que as temperaturas são mais baixas e a disponibilidade de forragem melhora.

Intervenções hormonais e veterinárias: Podem ser utilizadas hormonas como a progesterona e as prostaglandinas para regular e sincronizar os ciclos de cio. A utilização de ultra-sons para monitorizar o desenvolvimento dos folículos e detetar precocemente a gravidez pode ajudar a gerir a reprodução de forma mais eficaz.

Monitorização e manutenção de registos: Manter registos detalhados das datas de reprodução, ciclos de cio, taxas de conceção e resultados do parto. Isto ajuda a identificar padrões e a tomar decisões de gestão informadas. A deteção precoce da gravidez através de ultra-sons ou palpação pode ajudar a gerir a alimentação e os cuidados de saúde das fêmeas grávidas e a otimizar os seus cuidados durante a gestação.

Desafios nas regiões tropicais húmidas: O stress térmico leva a uma redução da eficiência reprodutiva. Elevadas cargas de parasitas afectam a saúde e a fertilidade. A flutuação da qualidade da forragem afecta a nutrição e a condição corporal. A maior pressão das doenças nos climas tropicais exige uma gestão sanitária rigorosa.

Conclusão: A melhoria das taxas de conceção em cabras de regiões tropicais húmidas requer uma abordagem multifacetada que inclua uma gestão nutricional adequada, cuidados de saúde, controlo de parasitas e práticas de reprodução eficazes. Ao abordar os factores de stress ambiental, particularmente o calor e a humidade, e ao implementar tecnologias reprodutivas avançadas, os produtores de caprinos podem aumentar a fertilidade e a produtividade global nestes climas difíceis.

Referências

Bansal S, Dixit A, Potdar VV, Joshi S e Jadhav R. 2022. Factores que afectam a taxa de conceção em cabras. Journal of Livestock Science. 13: 234-238.

Maria Clara C. Morais, Luciana V. Esteves, Joanna M.G. Souza-Fabjan, Maria Emilia F. Oliveira, Marcio Roberto Silva, Felipe Z. Brandão e Jeferson F. Fonseca. Fatores que afetam as taxas de prenhez de embriões caprinos recuperados e transferidos por via transcervical. Small Ruminant Research. 192: 106215.

https://krishikosh.egranth.ac.in/items/c78c3f29-e362-4480-9321-7153340832ad

Hamed A. 2010. Factores que afectam o desempenho reprodutivo das cabras Zaraibi. Egyptian Journal of Sheep & Goat Sciences. 5(2): 35-55.

Salvador I, Viudes-de-Castro MP, Bernacer J, Gómez EA e Silvestre MA. (2005). Factores que afectam a taxa de gravidez na inseminação artificial com sémen congelado durante a época não reprodutiva em cabras Murciano-Granadina: um ensaio de campo. Reprodução em animais domésticos. 40(6): 526-529.

Arrebola Francisco, González Olga, Torres Rafael, Abecia José-Alfonso. (2014). Inseminação artificial em cabras Payoya: fatores que afetam a fertilidade. Ciência da Produção Animal. 54: 356-362.

Capítulo 14: Inseminação artificial em caprinos

Introdução: A inseminação artificial (IA) é uma técnica em que o sémen é recolhido de um macho comprovado (buck) e depositado no local certo do aparelho reprodutor de uma cabra recetiva ou em cio (doe) no momento adequado. A IA é uma das técnicas práticas mais importantes e valiosas para o melhoramento do potencial genético das espécies pecuárias. A recolha de sémen e a inseminação são ambos procedimentos artificiais. Neste processo, podem ser inseminadas 15-20 fêmeas com a utilização de um único ejaculado de sémen. A inseminação artificial pode ser efectuada com recurso a sémen líquido ou descongelado e congelado. Esta técnica pode ajudar a propagar as germplams superiores ou de elite numa vasta gama de animais e é particularmente útil para a cabra. A inseminação artificial é e continua a ser uma técnica reprodutiva essencial para fins genéticos, incluindo a criação e a difusão do progresso genético e a conservação dos recursos genéticos.

Vantagens da inseminação artificial em caprinos

- Melhoramento genético rápido das espécies através da utilização de raças de elite geneticamente comprovadas
- A IA é um processo importante de preservação da raça
- Eliminação dos custos de manutenção do efetivo reprodutor, bem como dos custos de reprodução
- O melhoramento genético através da utilização de cruzamentos e de um programa de melhoramento pode ser possível com a utilização de inseminação artificial
- As doenças sexualmente transmissíveis ou venéreas podem ser minimizadas com a utilização de sémen de animais isentos de doenças através de inseminação artificial
- O efeito adverso da depressão endogâmica pode ser minimizado através

da inseminação artificial de sémen de machos com elevado potencial genético

- A reprodução pode ser possível em diferentes grupos etários, tamanhos diferentes, locais distantes, etc.

Desvantagens da inseminação artificial em caprinos

- O técnico deve estar bem treinado na anatomia, função e regulação do trato reprodutivo da coelha para manipular a função reprodutiva e a sincronização do cio.
- A IA requer equipamento e instalações especiais.
- É necessário muito tempo para controlar o calor, o que é crucial para um processo bem sucedido.

Em média, a fase de cio de uma égua dura entre 12 e 48 horas.

- A IA aumenta a capacidade de disseminação de genes indesejáveis numa população.

Vantagens da inseminação artificial nas Ilhas Andaman e Nicobar: Os criadores de cabras são pequenos agricultores marginais ou trabalhadores sem terra nas ilhas Andaman e Nicobar (ANI). A cabra é um componente essencial do sistema agrícola misto ou integrado nas ANI, que foi adotado durante muito tempo. As ANI estão isoladas e afastadas do território principal da Índia, pelo que carecem de germoplasma caprino de qualidade superior para fins de reprodução. Por outro lado, o índice de temperatura e humidade na ANI é superior ao limiar durante todo o ano; por conseguinte, as cabras sofrem um maior stress térmico, nutricional e de locomoção; em consequência, nenhuma das raças de cabras, à exceção da cabra de Andaman e da cabra de Teressa, sobreviveu e reproduziu-se na ANI. No pequeno território da ANI, a reprodução indiscriminada com machos de má qualidade conduz a uma descendência de má qualidade, a um nível mais elevado de consanguinidade e à perda de germoplasma superior de raças caprinas autóctones. Além disso, os pequenos agricultores marginais ou os trabalhadores sem terra, com rebanhos de pequena dimensão, não podem manter economicamente o macho para fins de reprodução. Por conseguinte, a adoção da inseminação artificial ou da reprodução artificial com germoplasma de elite é necessária para melhorar a saúde, a produtividade e o desempenho reprodutivo das cabras da ANI. Para além disso, também reduz os custos de gestão dos animais e de reprodução. A inseminação artificial, uma tecnologia que desempenha um papel importante na criação de cabras, pois transmite os genes de germoplasma superior de forma extensiva e eficiente para melhorar o desempenho geral da cabra com o menor custo. A inseminação artificial é a técnica de base para as tecnologias de reprodução assistida, como a sincronização do cio, a tecnologia de transferência de embriões, etc.; assim, é possível criar um maior número de fêmeas com a utilização de poucos machos geneticamente superiores. Além disso, os machos sofrem de stress térmico rectal, cutâneo e escrotal durante a estação seca do verão e a qualidade do seu sémen não atinge o nível mínimo, pelo que a sua fertilidade é baixa durante essa estação. Por conseguinte, a inseminação da coelha no verão com sémen recolhido e conservado durante a estação das chuvas ou do inverno pode melhorar a taxa de fertilidade na ANI. Assim, a IA ajuda a reproduzir um maior número de fêmeas num único dia e a reproduzi-las na altura e na estação desejadas e mesmo fora da estação de reprodução. A IA ajuda a melhorar os benefícios económicos dos pequenos agricultores marginais e das empresas comerciais que mantêm as raças caprinas autóctones através de um programa de reprodução selectiva na ANI. Por conseguinte, esta tecnologia de IA é promovida por várias organizações governamentais e não governamentais em todo o mundo para melhorar a produtividade das cabras e a economia dos agricultores; no entanto, a adoção desta tecnologia é limitada na ANI. O ICAR-Central Island Agricultural Research Institute normalizou a técnica de reprodução controlada e de inseminação artificial de caprinos na ANI e está em curso o desenvolvimento de empresários para uma inseminação artificial rentável, a fim de aumentar a difusão da IA na ANI.

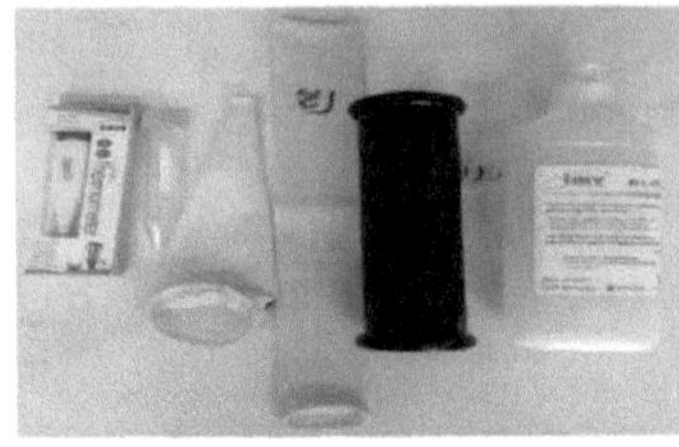

Semen Collection Unit

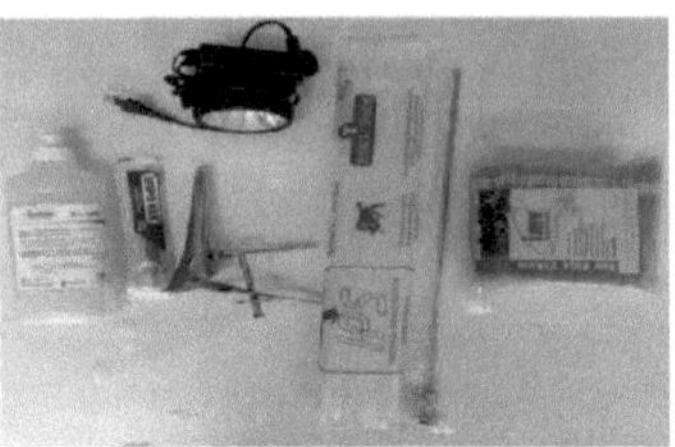

Artificial Insemination Unit

Recolha, tratamento e armazenagem do sémen: O sémen pode ser colhido em pequenos ruminantes geralmente com o método da vagina artificial e o método da electro ejaculação; o método da vagina artificial é melhor do que o método da electro ejaculação. Os espermatozóides são muito sensíveis à luz, ao calor, ao frio, à água, aos desinfectantes ou a quaisquer materiais estranhos e o contacto com estes elementos deteriora a qualidade do sémen; por conseguinte, o sémen ou os espermatozóides devem ser protegidos de todos os elementos acima referidos durante a colheita, o tratamento e a armazenagem. Os ejaculados de sémen recolhidos podem ser selecionados com base em determinados parâmetros, como o volume, a concentração, a atividade de massa, a motilidade individual e total, a viabilidade, a anomalia dos espermatozóides, a integridade acrossomal, a integridade da membrana plasmática e a integridade nuclear e, mais recentemente, a análise de sémen assistida por computador (CASA). Os ejaculados com grande variação de pH, padrões de cor anormais ou volume demasiado baixo devem ser rejeitados. Os ejaculados podem ser aceites para preservação e armazenamento depois de cumprirem as normas do Protocolo Mínimo Padrão (MSP), como concentração: >3,0 × 109 espermatozóides/mL; atividade de massa: >3+, motilidade individual: >70%, e anormalidade geral não superior a 10%. Os ejaculados de sémen de boa qualidade podem ser prolongados com um extensor ou diluente adequado com o volume e a concentração necessários. O diluente ou extensor de sémen é um meio composto que aumenta o volume do ejaculado, reduz o metabolismo dos espermatozóides, prolonga a viabilidade e a fertilidade dos espermatozóides. Geralmente, os ejaculados de sémen podem ser conservados na forma líquida (4-5°C) no frigorífico ou na forma criopreservada (-196°C) em azoto líquido. A forma de armazenamento líquido é de curto prazo, requer menos concentração de esperma, é menos dispendiosa e fácil de transportar e inseminar no campo. Por outro lado, o armazenamento criopreservado é um armazenamento de longo prazo, requer maior concentração de esperma (apenas 50% de esperma pode sobreviver), caro (mais custo de infraestrutura) e pessoal treinado pode lidar com isso. O extensor universal padrão está disponível; podemos prepará-lo manualmente no laboratório; no entanto, o extensor comercial também está disponível pronto para uso.

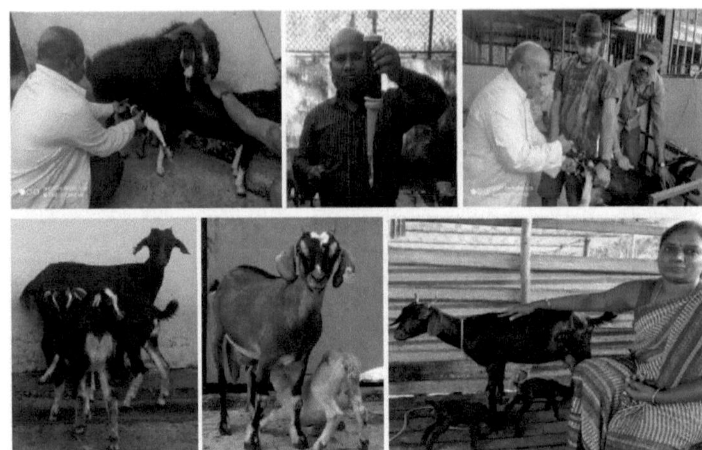

Ciclo estral e deteção do cio na cabra: A cabra é uma reprodutora sazonal, pois o seu ciclo reprodutivo é ativo durante a época de reprodução (dias curtos, boa pluviosidade e THI baixo) e inativo ou menos ativo durante a época não reprodutiva (dias longos, pouca pluviosidade e THI mais elevado) nas regiões temperadas. Nas regiões tropicais ou subtropicais como a Índia, as cabras reproduzem-se ao longo de todo o ano; no entanto, podem observar-se flutuações entre as estações, sendo o maior número de animais em cio durante o inverno ou a estação das chuvas. A ANI tem um fotoperíodo (h/dia) mais longo durante o verão seco (9,20 ± 0,74) do que durante a estação das chuvas (4,28 ± 0,89). Da mesma forma, o ANI tem maior precipitação (mm) na estação chuvosa (444,92 ± 13,62/mês) do que no verão seco (89,04 ± 8,84). Além disso, o THI foi mais elevado no verão seco (85,59 ± 1,15) do que na estação das chuvas (84,92 ± 1,59). No ANI, verificou-se um maior número de fêmeas em cio e um sémen de melhor qualidade na estação das chuvas do que no verão seco, pelo que se observou uma maior fertilidade, gémeos e trigémeos. Em geral, as cabras atingem a puberdade aos 8-12 meses de idade e estão prontas para acasalar. O ciclo do cio é um processo fisiológico em que o trato genital e os ovários se tornam funcionais para libertar os óvulos e receber os espermatozóides para fertilização no trato reprodutor feminino. A duração do cio varia de 19 a 22 dias; a duração do cio é de 12 a 36 horas (cio permanente 24 horas) e a ovulação ocorre 12 a 36 horas após o início do cio permanente. O período de gestação é de 145±5 dias. Por isso, os criadores de cabras devem saber a altura do cio e a inseminação artificial deve ser feita coincidindo com a ovulação para obter uma maior fertilização. As cabras devem ser cobertas 12 horas após o aparecimento dos primeiros sintomas de cio e a inseminação deve ser repetida (duas vezes) com um intervalo de 12 horas para se obter uma conceção máxima. Os criadores de cabras devem conhecer os sinais de cio das cabras. Os sinais de cio são os seguintes: a cabra fica inquieta, abana a cauda e não quer comer; a cabra balbucia com mais frequência; inchaço e ligeira vermelhidão do orifício genital e um corrimento líquido claro que se encontra frequentemente pendurado na vulva; o corrimento mucoso parece cristalino no início, mas pode ter um aspeto de queijo perto da época da ovulação; monta noutras cabras, independentemente do sexo; queda súbita da produção de leite; a fêmea torna-se agressiva, barulhenta e ativa; outros sinais de cio incluem a diminuição do apetite e o aumento da frequência da micção.

Método de Inseminação Artificial: A inseminação artificial é um processo que consiste em depositar o esperma/sémen testado na fêmea recetiva no momento e no local corretos. O método de inseminação artificial em caprinos é simples e fácil, quando comparado com o de animais de grande porte como o gado bovino e o búfalo. A IA é efectuada por diferentes métodos em caprinos, como os métodos vaginal, intra-cervical, transcervical e laparoscópico. Para que a fertilidade seja óptima, o sémen tem de ser depositado no local adequado do aparelho reprodutor da fêmea e no momento certo (quando a fêmea está em cio). No entanto, o método vaginal de IA é geralmente praticado, sendo o método mais simples e rápido para depositar o sémen na extremidade anterior da vagina, em frente do colo do útero; mas, neste método, é necessária uma grande quantidade de sémen. Este método é adequado para sémen fresco ou conservado em líquido para uma taxa de conceção mais elevada. Mas a melhor localização para otimizar a fertilidade é quando o sémen é depositado no interior do colo do útero. A inseminação em cadelas requer a utilização de uma pistola de inseminação, uma pipeta e um espéculo vaginal. Uma pistola de inseminação é constituída por um êmbolo que força um tampão através da palhinha para expelir o sémen, um cano que aloja a palhinha de sémen, uma manga de plástico descartável (bainha) para manter a palhinha de sémen no lugar, a palhinha de sémen e um anel em O para manter a bainha de inseminação no lugar. As coelhas em cio são imobilizadas de forma a que os quartos traseiros sejam elevados através da elevação dos membros posteriores aquando da inseminação. Lavar a vulva da égua com água limpa para remover qualquer sujidade e secar a área com uma toalha de papel limpa. Depois de esterilizar a região vulvar da cabra, introduz-se na vagina um espéculo de vidro lubrificado com lubrificante não espermicida ou com vaselina. Utiliza-se uma lanterna de cabeça para iluminar o colo do útero e localiza-se o orifício externo. Examinar a consistência do muco e, se necessário, remover o excesso de muco vaginal com o espéculo. A pistola de inseminação é introduzida através do espéculo vaginal, fixada no orifício externo e depois manobrada profundamente no colo do útero, tanto quanto possível, seguida de uma libertação lenta de sémen (0,5 a 1,0 ml com 300 milhões de espermatozóides). As fêmeas são mantidas na mesma posição durante 2-3 minutos e a vulva é massajada suavemente. A facilidade de inseminação das cabras é variável, pois é mais simples no caso de fêmeas mais velhas e multíparas, com cérvix maior e menos convoluto, do que no caso de fêmeas mais jovens, com cérvix menor e muito convoluto. A inseminação repetida foi efectuada 12 horas após a deteção do cio permanente e uma segunda IA foi efectuada 12 horas mais tarde.

Momento da inseminação artificial: A cabra ovula no final do cio ou pouco depois do fim do cio. Por isso, a inseminação artificial deve ser feita muito antes da ovulação, para que um número suficiente de espermatozóides amadureça e chegue rapidamente ao local da fecundação para fecundar o óvulo e obter uma maior fertilidade. As cabras devem ser inseminadas 12-36 horas após o aparecimento dos primeiros sintomas de cio e repetir a inseminação (duas vezes) com um intervalo de 12 horas para obter o máximo de conceção. A inseminação deve ser efectuada quando o

o muco cervical é gelatinoso e mais turvo, o que geralmente acontece no final do cio (18-30 horas após o início do cio) para uma maior fertilidade do sémen líquido. Para a inseminação artificial vaginal, 12-18 horas após o início do cio é a altura ideal para a inseminação, ao passo que 15-20 horas após o início do cio é a altura ideal para a inseminação cervical. A IA intravaginal é mais adequada para ser utilizada após a deteção do cio durante a época de reprodução natural. Dependendo da duração do período de cio, o calendário de inseminação artificial deve ser seguido da seguinte forma: 24 horas: logo que o animal mostre sinais; 36 horas: 20 horas após o início do cio e 40-48 horas: 30-36 horas após o início do cio na cabra.

Referências

https://agsci.oregonstate.edu/sites/agscid7/files/d704.pdf

https:// agritech.tnau.ac.in/animal husbandry/ani goat ai.html

https://ccari.icar.gov.in/Extension%20Folder%20No.%20104.pdf

https://pubs.nmsu.edu/d/D704/index.html

https://livestock. assam. gov.in/ frontimpotentdata/ artificial-insemination-in- goats-and- pgs

https://cac-program.org/files/fiber/pub Eng Inseminação artificial em Cabras.pdf

https://tci.cornell.edu/?blog=why-arent-more-farmers-using-artificial-insemination- para-criação-de-cabras

https://duraferm.com/2024/05/goat-ai/

https://icar.org.in/node/4670

Capítulo 15 : Sincronização do cio em cabras

Introdução: A sincronização do cio é um processo de manipulação do ciclo estral para colocar a maioria dos animais em cio permanente num período de tempo estipulado, através de métodos físicos e/ou químicos/hormonais. A sincronização do cio é um dos processos avançados de maneio através do qual os erros humanos e os custos de maneio podem ser minimizados. A economia da criação de cabras reside no ritmo reprodutivo adequado e ótimo de cada cabra do rebanho, dentro dos limites fisiológicos normais. A sincronização do cio ajuda a fixar a época de reprodução num curto período de tempo pré-definido e, assim, a programar a época de parição na estação mais favorável, quando os cabritos podem ser criados num ambiente adequado, com alimentação abundante para aumentar a capacidade de sobrevivência dos cabritos. Qualquer desvio ou prolongamento do ritmo de reprodução resulta em perdas económicas progressivas devido ao aumento do período seco, do período improdutivo e da perda de produção de cabritos durante a vida do animal. A fertilidade dos animais de criação pode ser aumentada, uma vez que esta técnica permite a reprodução atempada dos animais. A sincronização do cio proporciona maiores rendimentos económicos, melhorando a eficiência da produção dos animais. Em vez de as fêmeas serem reproduzidas durante um período de 21 dias, a sincronização pode encurtar o período de reprodução para menos de cinco dias, dependendo do regime de tratamento. A sincronização do estro não substitui a falta de nutrição, a saúde do rebanho ou o manejo deficiente do rebanho; portanto, não é eficaz em fêmeas que não estão em ciclo. Foram desenvolvidos vários protocolos de sincronização do estro que utilizam uma combinação de diferentes medicamentos e produtos para alterar as alterações hormonais no ciclo estral da fêmea. Como diferentes hormônios reprodutivos são usados na sincronização do estro, o desenvolvimento de um conhecimento básico de vários hormônios reprodutivos é útil para determinar qual protocolo funcionará melhor para o seu rebanho.

Vantagens da sincronização do cio

- Benefícios significativos para o melhoramento genético e gestão reprodutiva que podem ser obtidos com a implementação da sincronização do cio.
- O programa de sincronização consiste em reproduzir uma elevada percentagem de fêmeas de um determinado grupo de coelhas num curto período de tempo, utilizando inseminação artificial ou cobrição natural
- Redução do intervalo entre partos, o que permite que as fêmeas concebam mais cedo na época de reprodução
- A redução dos períodos de parição também facilita a melhoria da saúde e da gestão dos bandos, como a uniformidade do calendário de vacinação e das práticas de gestão de rotina, o que resulta numa menor necessidade de mão de obra
- A nutrição animal pode ser melhorada agrupando os animais de acordo com a fase de gestação e alimentando cada grupo em conformidade.
- Obter um primeiro serviço mais atempado
- Aumentar o número de animais em cio num determinado período de tempo e, por conseguinte, o momento do cio pode ser previsto com uma precisão razoável devido a um melhor grau de sincronia
- Utilização mais eficaz da IA e da ovulação múltipla e transferência de embriões para reduzir o tempo e o trabalho na deteção do cio
- Evitar o erro humano na deteção do cio, tornando mais vigilante a deteção durante um período limitado, porque ainda hoje a baixa taxa de gravidez é atribuída à incapacidade de detetar o cio atempadamente e com precisão

- O programa de reprodução controlada permite detetar o cio atempadamente e com precisão porque reduziu o tempo necessário para a deteção do cio
- Permite a supervisão do parto; concentra o trabalho de parto para a reprodução gestão em períodos específicos
- A sincronização dos estros permite ao agricultor reduzir os custos ligados ao aluguer de técnicos de inseminação artificial e à importação de sémen
- Produzir uma colheita de cabritos mais uniforme, com idade e tamanho semelhantes, o que pode levar a uma vantagem no mercado
- Reduzir a variação dos intervalos de parto entre os animais
- Permitir o desmame, a engorda e a comercialização de grupos homogéneos
- O parto concentrado e o desmame uniforme poupam tempo e são mais baratos do que ter coelhas individuais em cio durante todo o ano
- As medidas de controlo das doenças podem ser melhor aplicadas
- Possibilidade de reduzir o abate involuntário por razões de reprodução
- Melhora o desempenho reprodutivo geral do rebanho e também é utilizado para o tratamento do cio silencioso e do quisto do ovário

Desvantagens da sincronização do cio

- As tecnologias de sincronização do estro são dispendiosas e trabalhosas
- Em geral, as taxas de conceção são inferiores às do serviço natural
- Deve estar disponível mão de obra especializada para executar corretamente o programa de sincronização do cio.
- Para a produção de hormonas e a deteção da fase do cio, são necessárias máquinas e técnicas sofisticadas.
- Requer um elevado nível de gestão e de competências para poder gerir numerosas operações de parto num momento sincronizado

- O animal deve estar a andar de bicicleta e em boas condições corporais
- Além disso, a manutenção da nutrição e da saúde do efetivo são factores importantes quando se trata de alcançar um desempenho reprodutivo ótimo através da sincronização do estro

Factores que afectam a sincronização

- Raça
- Nutrição: Os protocolos de sincronização são recomendados para fêmeas adultas com um índice de condição corporal igual ou superior a 5, que tenham pelo menos 50 dias após o parto na altura da IA.
- Nível de produção de leite e fase de desmame
- Intervalo pós-parto: Se as vacas forem demasiado magras ou tiverem parido muito recentemente, a sincronização do cio pode não ser rentável.
- Estação do ano
- Tipo de habitação
- Estado sanitário dos animais
- Temperatura ambiente, humidade relativa e fotoperíodo
- Disponibilidade e exposição de machos sexualmente maduros ou outras fêmeas
- O sémen deve ser processado num laboratório certificado ou um macho reprodutor amadurecido com teste de progenitura para fins de reprodução natural.
- Protocolos de deteção de cio: Uma deteção deficiente do cio resultará numa taxa de gravidez IA mais baixa.
- Custo da sincronização: Os protocolos de deteção de cio geralmente custam menos do que a IA de tempo fixo, desde que a mão de obra esteja disponível ou possa ser contratada. Os tratamentos, o sémen e o número de manipulações contribuem para o custo da sincronização.

- Administração e calendarização corretas dos tratamentos
- A duração do protocolo, o número de vezes que é administrado e a capacidade de administrar os tratamentos com êxito são outros factores a considerar na seleção do protocolo

Precauções a tomar

- Os gestores de efectivos devem ler e seguir os rótulos dos produtos ou as instruções prescritas antes de iniciar qualquer tratamento. Se os produtos forem utilizados incorretamente haverá uma baixa resposta ao tratamento e baixas taxas de gravidez. Alguns produtos não podem ser utilizados em fêmeas lactantes.
- As prostaglandinas devem ser utilizadas com extrema precaução, uma vez que provocam abortos em animais e seres humanos. São facilmente absorvidas através da pele e causam dificuldades respiratórias.
- Deve ser evitado qualquer contacto direto da prostaglandina com a pele. Os derrames acidentais sobre a pele devem ser lavados imediatamente

Métodos de sincronização do cio

O princípio básico da sincronização do cio consiste em controlar o momento do início do cio através do controlo da duração do ciclo estral. Nas fêmeas cíclicas, a altura do cio é controlada pela secreção de progesterona do CL. A progesterona exerce uma retroação negativa sobre a secreção de LH, de modo que os eventos endócrinos que conduzem à maturação dos folículos pré-ovulatórios e à sua subsequente ovulação são inibidos até que a progesterona diminua no momento da regressão do CL. Assim, a sincronização do cio implica o controlo do tempo de vida do corpo lúteo, o que pode ser feito através da redução da fase lútea com recurso a um fármaco luteolítico ou do prolongamento da fase lútea com recurso a um fármaco que mimetize o corpo lúteo. A sincronização do ciclo estral pode ser efectuada de várias formas, dependendo da época do ano e da relação com a época natural de reprodução da coelha. A reprodução fora de época é de interesse para os proprietários de cabras leiteiras, porque reduz as flutuações sazonais na produção de leite do efetivo. Nos sistemas de produção de carne, o aumento da taxa de conceção e do tamanho das ninhadas é importante e pode ser manipulado através de terapias nutricionais e hormonais.

Método físico

- A introdução súbita de um macho odorífero no período de transição muitas vezes antecipa o início da ciclicidade em algumas semanas, e as coelhas também podem mostrar alguma sincronização. O macho deve ser alojado fora da vista e do cheiro das coelhas durante ≥3 semanas antes da introdução. Mesmo que o grupo inteiro não faça a ciclicidade, este método pode permitir que algumas coelhas concebam mais cedo na estação.
- O tratamento com luz para alterar a resposta ao fotoperíodo é um método de sincronização bem conhecido para a reprodução fora de época na indústria caprina.
- A administração de melatonina (oral/implante) durante 3 meses para imitar a alteração do fotoperíodo pode ser uma alternativa eficaz para sincronizar o cio.

Método químico-hormonal

Agente luteolítico: Administração de um agente luteolítico, como a prostaglandina, para regredir o corpo lúteo (CL) do animal antes do momento da luteólise natural.

O fármaco luteolítico controla o tempo de vida do CL e encurta o tempo de vida natural do CL. A regressão do CL ocorre dentro de 24 a 72 horas após a administração do fármaco luteolítico e o cio e a ovulação seguem-se dentro de 2 a 5 dias. Na espécie caprina, o CL só reage aos agentes luteolíticos durante determinadas fases do seu desenvolvimento, uma vez que este agente luteolítico não induz a regressão do CL durante os primeiros 4 a 6 dias do ciclo. Este método não é eficaz durante o anestro devido à ausência de ovulação e de formação do corpo lúteo. Isto inclui animais com 6 a 7 dias após um cio anterior, cadelas pré-púberes e cadelas em anestro pós-parto. Apesar destas limitações, as prostaglandinas são o método mais simples para sincronizar o cio na cabra. Este é um protocolo de sincronização comum para fêmeas ciclando; uma dose ou duas doses de PGF2α com um intervalo de 10-12 dias, seguido de deteção de cio e reprodução ou inseminação artificial pela regra AM:PM durante 7 dias. A sincronia do cio e da fertilidade com estes produtos é boa com fêmeas cíclicas, como as virgens, mas não pode induzir ciclos de cio em fêmeas não cíclicas.

É administrada uma única injeção de prostaglandina às fêmeas cíclicas e depois estas fêmeas são criadas à medida que manifestam o cio. A desvantagem deste programa é que um terço das fêmeas não responde à injeção. O programa pode ser modificado primeiro com a deteção de cios nas fêmeas do rebanho durante 5 dias, inseminando as fêmeas que apresentam cios e só as restantes recebem uma única injeção de prostaglandina. Isto representa a maior poupança em termos de custos e de mão de obra associada aos tratamentos, porque só é administrada uma injeção e nem todas as coelhas precisam dela.

São administradas duas injecções de prostaglandinas com um intervalo de 10 a 12 dias, uma vez que se desconhece a fase do ciclo estral das cadelas. Não é necessária a deteção do cio antes ou entre as injecções. Todas as coelhas em ciclo devem responder à segunda injeção, independentemente da fase do ciclo estral em que se encontravam quando a primeira injeção foi administrada. O programa pode ser modificado com a reprodução de todas as fêmeas que apresentem cio após a primeira injeção de PGF2α. Depois, a segunda injeção é administrada apenas às fêmeas que não foram reproduzidas. Esta opção reduz as despesas e o manuseamento, mas resulta em dois grupos sincronizados em vez de um e num período de reprodução mais longo. **Progesterona:** Administração de progesterona ou, mais frequentemente, de progestinas sintéticas para suprimir temporariamente a atividade ovárica. O progestagénio (preparação de progesterona) permite que a CL regrida naturalmente durante o período em que está a ser administrada. O tratamento com progestagénio pode ser administrado para sincronizar as coelhas dentro ou fora da época de reprodução. Com esta abordagem, o progestagénio exógeno continua a exercer uma retroação negativa sobre a secreção de LH após a regressão da CL. Após a retirada do progestagénio, o crescimento folicular, o cio e a ovulação ocorrem em cerca de 2 a 8 dias. O progestagénio pode ser administrado sob a forma de injeção (base oleosa) de 3 em 3 dias, ou de esponjas vaginais impregnadas [acetato de flurogestona (FGA) ou metilacetoxiprogesterona (MAP) ou acetato de medroxiprogesterona (MPA)], implantes Norgestomet, administração oral de acetato de melengestrol ou CIDR. Os dispositivos de progestagénio podem ser aplicados utilizando protocolos curtos (~5 dias) ou longos (~14 dias). Devido ao declínio das concentrações de progesterona quando os CIDRs são aplicados durante mais de 7 dias, os protocolos de dias curtos estão a tornar-se mais populares. Recomenda-se uma dose de PGF2α ao iniciar um protocolo curto para garantir que não existe corpo lúteo aquando da remoção do dispositivo de progestagénio. No entanto, quando se utilizam protocolos longos, a PGF2α é administrada 24-48 horas antes da remoção do dispositivo ou completamente omitida porque o tempo de vida do corpo lúteo deve ser ultrapassado na altura da remoção.

Sincronização do cio com base na hormona libertadora de gonadotropinas (GnRH)

Uma forma mais recente (NC Synch) de criar a sincronia do estro consiste na utilização da hormona libertadora de gonadotropina (GnRH) ou de um análogo, que provoca a ovulação de um folículo grande. Isto ajuda a sincronizar o ciclo estral em fêmeas anestésicas. Este método começa com a administração de PGF2α (dia 0), seguida da administração de um agonista da GnRH 7 dias depois (dia 7), da administração de outra dose de PGF2α 7 dias depois (dia 14) e da administração do agonista da GnRH e da reprodução ou inseminação artificial 72 horas depois (dia 17).

Progestagen	**Dose**	**Duration (d)**	**Combine treatment**	**Time to estrus (h)**	**Estrus (%)**	**Fertility (%)**
Norgestomet (SMB)	2.0 mg	9	2.5 mg of estradiol valerate and 1.5 mg of Norgestomet before insertion; 100 IU of eCG and 0.05 mg of cloprostenol at removal	24	100	80
CIDR	0.3 gm	9	100 IU of eCG and 0.05 mg of cloprostenol at removal	24	100	100
MAP	60 mg	14	500 IU of eCG at removal	24-48	100	42
MAP	60 mg	14	2 mL of saline at removal	40-60	100	65
MAP	60 mg	16	300 IU of PMSG at removal	30-40	93	52
FGA	40 mg	16	300 IU of PMSG at removal	30-40	96	60
CIDR	0.3 gm	16	300 IU of PMSG at removal	27-30	100	47

Synchro Mate B., CIDR: Dispositivo de libertação interna controlada de fármaco (progesterona), MAP: Metilacetoxi progesterona e FGA: Acetato de fluorogestona.

Métodos adequados

- Antes de selecionar um protocolo, os animais devem ser avaliados com vista à sincronização. A condição corporal das coelhas e os dias pós-parto das coelhas devem ser considerados. Devem ser avaliados os recursos, incluindo instalações, mão de obra, experiência e orçamento.

  Injeção única de 7,5 mg (1,5 ml) de PGF2α natural, Dinoprost Tromethamine (Lutalyse® 5mg/ml, Zoetis, Bélgica) por via intramuscular. A deteção de calor é efectuada após 48 horas da injeção de PGF2α, expondo o teaser buck em intervalos de 12 horas durante 30 minutos.

- Injeção única de 250 μg (1 ml) de PGF2α sintética, Cloprostenol (Estrumate® 250ugml, Vet Pharma, Alemanha) por via intramuscular. A deteção de calor é efectuada após 48 horas da injeção de PGF2α, expondo o teaser buck a intervalos de 12 horas durante 30 minutos.
- Injecções duplas de 7,5 mg (1,5 ml) de PGF2α natural, Dinoprost Tromethamine (Lutalyse® 5mg/ml, Zoetis, Bélgica) por via intramuscular com um intervalo de 11 dias. A deteção de calor é efectuada após 48 horas da segunda injeção de PGF2α, expondo o teaser buck com um intervalo de 12 horas durante 30 minutos.
- Dupla injeção de 250 μg (1 ml) de PGF2α sintética, Cloprostenol (Estrumate® 250μg/ml, Vet Pharma, Alemanha) por via intramuscular com um intervalo de 11 dias. A deteção de calor é submetida após 48 horas da segunda injeção de PGF2α, expondo o teaser buck em um intervalo de 12 horas por 30 minutos.
- Esponja intravaginal do CSWRI, Avikanagar (AVIKESIL-S®) contendo 350 mg de progesterona natural. A esponja é colocada in-situ na vagina das fêmeas durante 11 dias. Um ml (125 μg) de Cloprostenol deve ser

administrado por via intramuscular 24 horas antes da remoção da esponja. A deteção de cio é efectuada após 48 horas da segunda injeção de PGF2α, expondo o teaser buck com um intervalo de 12 horas durante 30 minutos.

- Esponja intravaginal do CSWRI, Avikanagar (AVIKESIL-S®) contendo 350 mg de progesterona natural. A esponja é colocada in-situ na vagina das fêmeas durante 11 dias, seguindo-se a exposição a patos sexualmente activos com avental, dia e noite, durante 11 dias.
- Esponja intravaginal do CSWRI, Avikanagar (AVIKESIL-S®) contendo 350 mg de progesterona natural. A esponja é colocada in-situ na vagina das fêmeas durante 12 dias. Depois disso, 200 UI de eCG (Folligon, Intervet) são administradas por via intramuscular aquando da retirada da esponja no 12° dia. A inseminação artificial em tempo fixo deve ser efectuada duas vezes em coelhas que apresentem cio 48 e 56 horas após a remoção da esponja.
- Esponja intravaginal do CSWRI, Avikanagar (AVIKESIL-S®) contendo 350 mg de progesterona natural. A esponja é colocada in-situ na vagina das fêmeas durante 7 dias. Depois disso, 200 UI de eCG (Folligon, Intervet) são administradas por via intramuscular aquando da retirada da esponja no 12° dia. A inseminação artificial em tempo fixo deve ser efectuada duas vezes em coelhas que apresentem cio 48 e 56 horas após a remoção da esponja.
- Esponja intravaginal do CIRG, Makhdoom (esponjas de progestagénio intra-vaginal; IVPS) contendo 60 mg de acetato de medroxiprogesterona (MPA). A esponja é colocada insitu na vagina das fêmeas durante 11 dias. Um ml (125μg) de Cloprostenol deve ser administrado por via intramuscular aquando da remoção da esponja. A deteção de cio é efectuada por uma fêmea sexualmente ativa, com avental, duas vezes por

dia (manhã-noite) após 11 dias, com um intervalo de 12 horas durante 30 minutos.

- Administração de PGF2α no dia 0, seguida da administração de um agonista de GnRH 7 dias depois (dia 7), administração de outra dose de PGF2α 7 dias depois (dia 14), e administração do agonista de GnRH e reprodução ou inseminação artificial 72 horas depois (dia 17). A deteção de cio é efectuada por uma fêmea sexualmente ativa, com avental, duas vezes por dia (manhã-noite) após 17 dias, com um intervalo de 12 horas durante 30 minutos.
- Injeção intramuscular de progesterona numa dose de 12,5 mg por animal, diariamente, durante 16 dias. A deteção de cio é efectuada por pata sexualmente ativa com avental, duas vezes por dia (manhã-noite) após 16 dias, com um intervalo de 12 horas durante 30 minutos.
- Injeção intramuscular de progesterona numa dose de 12,5 mg por animal diariamente durante 16 dias e 750 UI de PMSG no dia anterior à última injeção de progesterona, seguida de 500 UI de hCG após o início do estro.
- Injecções duplas de 7,5 mg (1,5 ml) de PGF2α natural, Dinoprost Tromethamine (Lutalyse® 5mg/ml, Zoetis, Bélgica) por via intramuscular com um intervalo de 11 dias. 750 UI de PMSG administradas no dia anterior à segunda injeção, seguidas de 500 UI de HCG no dia do estro.
- Esponja intravaginal da CSWRI, Avikanagar (AVIKESIL-S®) contendo 350 mg de progesterona natural. As esponjas são inseridas na vagina durante 12 dias. Aquando da remoção da esponja, as fêmeas são tratadas com gonadotropinas (PMSG, 200 UI). É efectuada uma IA em tempo fixo com sémen refrigerado (duas vezes após 36 e 48 horas da retirada da esponja).
- Esponja de progesterona intravaginal contendo 20 mg de FGA. As

esponjas são inseridas na vagina durante 11 dias. As fêmeas são tratadas com 500 UI de eCG e 0,5 ml de cloprostenol 48 horas antes da remoção da esponja. É efectuada uma IA em tempo fixo com sémen refrigerado (duas vezes após 48 e 56 horas da injeção de PGF2α).

- Esponja de progesterona intravaginal contendo 40 mg de FGA. As esponjas são inseridas na vagina durante 5 dias. As fêmeas são tratadas com Buserelina 10,5 μg e 2,5 mg de Dinoprost no momento da remoção da esponja. É realizada uma IA em tempo fixo com sémen refrigerado (duas vezes após 48 e 56 horas da injeção de PGF2α).

Conclusões: A sincronização do cio é a biotecnologia reprodutiva mais importante e amplamente aplicável disponível para os animais domésticos, especificamente para as espécies caprinas. O principal fator que limita o desempenho reprodutivo ótimo em muitos rebanhos de pequenos ruminantes é a incapacidade de detetar as fêmeas em cio de forma atempada e precisa. A deficiente deteção do cio resulta num número excessivo de dias sem gestação (dias abertos), o que provoca longos intervalos entre partos. Os sistemas mais recentes, designados por reprodução cronometrada ou sincronização do cio programada, são concebidos de modo a que tanto o início do cio (estro) como a ovulação sejam induzidos para que as coelhas possam ser inseminadas numa altura específica sem deteção do cio. Este programa é efectuado com base em várias hormonas, naturais ou artificiais, como a progesterona, a prostaglandina F2α, a hormona libertadora de gonadotropina (GnRH) para diferentes métodos de protocolo. De um modo geral, a implementação da sincronização do cio traz benefícios significativos para o melhoramento genético e a gestão reprodutiva. A sincronização de cios férteis em cadelas pode ser efectuada com progestagénios, combinações de progestagénios e prostaglandina F2α, prostaglandina F2α isolada e combinações de hormona libertadora de gonadotrofinas e prostaglandina F2α. As vantagens e desvantagens de cada sistema, bem como as capacidades de maneio e as expectativas do produtor, devem ser consideradas ao determinar o produto ou protocolo de sincronização do estro mais adequado. A sincronização do estro pode ser uma ferramenta útil no maneio reprodutivo de um rebanho de cabras. No entanto, se não forem mantidos níveis adequados de nutrição, condição corporal e saúde, é provável que o programa falhe. Pode ser necessário melhorar as instalações e o maneio antes de implementar um programa de sincronização do estro.

Referências

Gunbiyi PO, Molokwu EC e Sooriyamoorthy T. (1980). Sincronização do estro e reprodução controlada em cabras usando prostaglandina F2alpha. Theriogenology. 13(4): 257261.

https://www.msdvetmanual.com/management-and-nutrition/management-of- reproduction-goats/synchronization-of-estrus-in- goats

Omontese BO. (2018). Sincronização do estro e inseminação artificial em cabras. InTech. doi: 10.5772/intechopen.74236

Habeeb HMH e Anne Kutzler M. (2021). Sincronização do estro em ovelhas e cabras. As clínicas veterinárias da América do Norte. Food Animal Practice. 37(1): 125-137.

https://www.msdvetmanual.com/management-and-nutrition/hormonal-control-of- estrus/hormonal-control-of-estrus-in-goats-and-sheep

Whitley NC e Jackson DJ. (2004). Uma atualização sobre a sincronização do cio em cabras: uma espécie menor. Journal of Animal Science. 82(E-Suppl):

E270-E276.

Wildeus S. 2000. Conceitos actuais sobre a sincronização do cio: Ovinos e caprinos. Journal of Animal Science. 77(suppl-E): 1-14.

Capítulo 16: Maneio das cabras prenhes

Introdução: O período médio de gestação das cabras é de 145-155 dias (cerca de 5 meses), embora possa variar ligeiramente consoante a raça e as condições ambientais. O maneio adequado das cabras prenhes é crucial para a saúde da fêmea e dos cabritos. Assegura um processo de parto bem sucedido, reduz o risco de complicações e promove a produtividade futura da cabra.

Fases da gravidez: O início da gravidez (0-60 dias) é uma fase chave para a implantação do embrião e o desenvolvimento inicial. O stress, a má nutrição ou as alterações ambientais abruptas podem levar à perda de gravidez precoce durante a fase inicial da gravidez. Durante o meio da gravidez (60-120 dias), o crescimento fetal aumenta e as necessidades nutricionais começam a aumentar, mas não atingem o seu pico. No final da gravidez (120 dias até ao parto), o crescimento fetal acelera. Os alimentos altamente energéticos são essenciais durante esta fase. Os cuidados adequados são cruciais para evitar a toxemia da gravidez e outras complicações.

Manejo nutricional: No início e a meio da gravidez, fornecer feno de boa qualidade, pasto e uma mistura equilibrada de cereais. As necessidades nutricionais não são significativamente mais elevadas do que a manutenção normal nesta fase. Durante esta fase, certifique-se de que a dieta contém energia e proteínas adequadas, mas evite a sobrealimentação para evitar a obesidade, que pode levar a complicações. Durante as últimas 6-8 semanas (final da gravidez), ocorre 70-80% do crescimento fetal. Aumente a ingestão de energia e de proteínas, uma vez que as necessidades da égua são significativamente mais elevadas durante este período. O feno ou a silagem de alta qualidade devem ser complementados com cereais (1 a 2 quilos de concentrado por dia para a maioria das fêmeas). O equilíbrio do cálcio e do fósforo é importante para evitar doenças metabólicas como a febre do leite (hipocalcemia). A deficiência de selénio e de vitamina E pode levar a doenças do músculo branco nos cabritos e a retenção de placentas nas coelhas. Sal e oligo-elementos providencie uma salina e assegure o acesso a oligo-elementos como o cobre, o zinco e o manganês. Assegure sempre o acesso a água limpa e fresca. As necessidades de água aumentam à medida que a gravidez avança, especialmente no final da gestação.

Controlo sanitário: Administrar as vacinas 4-6 semanas antes do parto para aumentar a imunidade da fêmea e transmitir a imunidade passiva aos cabritos através do colostro. Protege contra *Clostridium perfringens* tipos C e D (enterotoxemia) e tétano. O controlo dos parasitas é essencial para evitar uma grande carga de vermes que podem afetar a saúde da cabra. Só desparasitar as cabras prenhes quando necessário e de preferência sob orientação veterinária. Manter um índice de massa corporal de 2,5-3,5 em 5 durante a gravidez. As fêmeas demasiado magras podem ter dificuldade em dar à luz até ao fim ou em fornecer leite suficiente, enquanto que as fêmeas obesas correm o risco de sofrer de distócia (parto difícil). Apare os cascos regularmente para evitar o apodrecimento das patas e outros problemas de cascos, que podem causar stress e desconforto, especialmente à medida que a gravidez avança. **Prevenção de complicações na gravidez:** A toxemia da gravidez é um distúrbio metabólico que ocorre no final da gravidez, especialmente em fêmeas com vários filhos, caracterizado por uma falta de energia. Previna-se fornecendo uma dieta rica em energia durante o final da gestação, evite o stress e vigie os primeiros sinais como perda de apetite, letargia e fraqueza. A hipocalcemia (febre do leite) é causada por baixos níveis de cálcio no final da gestação ou no início da lactação, particularmente em cabras leiteiras de alta produção. A prevenção passa por manter uma

relação equilibrada de cálcio e fósforo (2:1) na dieta e evitar dar cálcio em excesso antes do parto. O aborto é outra complicação. Pode ser causado por agentes infecciosos como a clamídia, o Toxoplasma ou a Listeria, bem como por factores não infecciosos como o stress ou a má nutrição. A prevenção através de uma boa higiene, de uma nutrição adequada e da gestão do stress é fundamental. A vacinação pode ser necessária para certas causas de aborto.
Preparação para a cobrição: As celas de parto limpas, secas e bem ventiladas devem ser preparadas para as coelhas parirem. Utilize palha limpa ou feno como cama para manter a área higiénica e reduzir o risco de infeção. Assegure-se de que a cela de parição está separada do resto da manada para reduzir o stress e a potencial transmissão de doenças. Um kit de parição contém toalhas limpas para secar os cabritos, lubrificante e luvas descartáveis para o caso de ser necessária assistência durante o parto, iodo para mergulhar os cordões umbilicais e substituto do colostro ou equipamento de alimentação por biberão no caso de cabritos fracos. Os sinais de aproximação do parto são o enchimento do úbere da égua (saco) 1-2 semanas antes do parto, o inchaço da vulva e a inquietação da égua, o amolecimento dos ligamentos à volta da cabeça da cauda 24-48 horas antes do parto e o facto de a égua se poder isolar e começar a fazer ninhos (agarrar-se à cama).
Cuidados pós-criança: Assegurar que as crianças mamam na primeira hora para receberem colostro adequado, que é essencial para a imunidade passiva. Se necessário, ajude os cabritos fracos a darem o colostro por biberão. Da mesma forma, forneça à fêmea água morna e alimentos de alto valor energético após o parto para repor a energia perdida durante o parto. Monitorize os sinais de complicações, como a retenção da placenta (que deve passar dentro de 12 horas) ou a mastite (inflamação do úbere). Monitorizar a produção de leite da fêmea, especialmente no caso das cabras leiteiras.

Certifique-se de que os cabritos estão a mamar bem ou ordenha a coelha se os cabritos estiverem separados.

Cuidados em partos múltiplos: As fêmeas com gémeos, trigémeos ou mais requerem uma maior ingestão nutricional, particularmente no final da gravidez. Sem uma nutrição adequada, a coelha corre um maior risco de toxemia da gravidez. Se uma coelha não for capaz de amamentar todos os cabritos adequadamente, complemente com biberões ou recorra a uma mãe de acolhimento para garantir a sobrevivência e o crescimento de todos os cabritos.

Conclusão: O maneio eficaz das cabras prenhes envolve o fornecimento de uma nutrição equilibrada, a garantia de cuidados de saúde adequados e a preparação para o parto. Ao monitorizar o estado da fêmea durante a gravidez e ao tomar medidas preventivas, os agricultores podem garantir resultados saudáveis tanto para as fêmeas como para os seus filhos.

Referências

https://agritech.tnau.ac.in/animal husbandry/ani goat care%20&%20mgt.html

https://www.msdvetmanual.com/management-and-nutrition/management-of- reprodução-cabras/gravidez-em-cabras

https://www.mannapro.com/homestead/caring-for-pregnant-does-part-2

https://goatjournal.iamcountryside.com/health/pregnant-goat-care/

http://www.agritech.tnau.ac.in/expert system/sheepgoat/Breeding%20Management%20of%20Sheep%20and%20Goat.html

https://pashusandesh.com/PREGNANCY-AND-PARTURITION-

MANAGEMENT- IN-GOAT

https://extension.psu.edu/nutrition-throughout-pregnancy-for-meat-goat-does

https://www.herald.co.zw/goat-kid-management-tips-from-pregnancv-to-weaning/

Capítulo 17: Entrega em cabrito (Brincadeira)

Introdução: O processo de parição nas cabras refere-se ao nascimento de cabritos (cabras jovens) das suas mães. O período de gestação das cabras é normalmente de 150 dias (cerca de 5 meses). Durante este período, a corça (cabra) deve receber uma alimentação e cuidados adequados para apoiar o desenvolvimento dos cabritos.

Sinais de cio: À medida que se aproxima a data prevista para o parto, as coelhas podem mostrar vários sinais de que estão prestes a parir. São eles: (1) comportamento de nidificação: a coelha pode procurar um local calmo e confortável para dar à luz; (2) inchaço da vulva: pode ocorrer alguns dias antes do parto; (3) desenvolvimento do úbere: o úbere fica cheio e pode derramar colostro (primeiro leite) à medida que se aproxima a data do parto; (4) alterações de comportamento: a coelha pode ficar inquieta, andar a passo ou separar-se do rebanho; perda de apetite ou diminuição da ingestão de alimentos e possíveis sinais de desconforto ou contracções.

Processo de cabrito: O processo de seleção ocorre normalmente em três fases. Fase 1 (fase preparatória): A coelha tem contracções e o colo do útero começa a dilatar-se. Esta fase pode durar de algumas horas até 24 horas. Os sintomas são contracções ligeiras, dilatação cervical e alterações de comportamento. Fase 2 (fase do parto): É nesta fase que ocorre o parto propriamente dito. A coelha deita-se e, com contracções fortes, o(s) cabrito(s) é(são) empurrado(s) para fora. O primeiro cabrito apresenta-se normalmente com as patas da frente e o nariz primeiro (apresentação anterior). Podem ocorrer nascimentos múltiplos (gémeos/trigémeos). A duração média desta fase é de 30 minutos a 2 horas, mas pode variar. Fase 3 (pós-parto): Depois de as crianças nascerem, a placenta é expelida. Esta fase ocorre normalmente algumas horas após o parto. É importante garantir que toda a placenta é expelida para evitar infecções.

Cuidados pós-parto: Após o parto, é essencial monitorizar a coelha e os cabritos. Assegure-se de que os cabritos mamam da mãe nas primeiras horas para obterem colostro, que é vital para o seu sistema imunitário. Monitorize se há sinais de aflição na coelha ou nos cabritos. Verifique se existem complicações, como retenção de placenta ou dificuldade em amamentar.

Proporcionar um ambiente limpo, seco e quente para a mãe e os seus filhos. Assegurar a existência de camas e abrigos adequados.

Problemas comuns: Dificuldade no parto (distócia) devido à má apresentação da criança, ao tamanho da criança ou a nascimentos múltiplos, retenção da placenta (incapacidade de expulsar a placenta; pode provocar uma infeção) e hipotermia nas crianças, uma vez que os recém-nascidos são vulneráveis; fornecer calor e controlar a temperatura.

Conclusão: A parição é um aspeto crucial da criação de cabras que requer preparação e conhecimentos. Compreender as fases do parto e os cuidados pós-parto melhora a saúde e a sobrevivência da cabra e dos seus filhos. A parição é um processo natural, mas é importante que os proprietários de cabras estejam preparados, compreendam os sinais e prestem os cuidados necessários para garantir a saúde e o bem-estar da fêmea e dos cabritos.

Referências

https://www.mannapro.com/homestead/birthing-goat-kids#:~:text=A%20goafs%20pregnancy%2C%20também%20são%20conhecidos, sinais%20de que%20a gravidez%20está%20próxima.

https://extension.okstate.edu/programs/meat-goat-production/site-files/docs/chapter- 8-kidding.pdf

https://www.grit.com/animals/livestock/goats/kidding-zm0z22mjzols/

https://www.kysu.edu/academics/college-ahnr/school-of-anr/co-op/publications-goat- management-kidding-season.php

https://goats.extension.org/goat-reproduction-parturition-kidding/

https://grazingwithleslie.com/raising-goats/new-kid-protocol/

https://www.gov.mb.ca/agriculture/livestock/goat/pubs/kidding-management.pdf

https://www.msdvetmanual.com/management-and-nutrition/management-of- reprodução-caprinos/parto-em-caprinos

Capítulo 18: Gestão de crianças

Introdução: A gestão adequada dos cabritos desde o nascimento até ao desmame é essencial para assegurar um crescimento saudável, reduzir as taxas de mortalidade e otimizar a produtividade. Cabritos saudáveis tornam-se adultos produtivos, contribuindo para a produção de leite, carne e fibras. As primeiras semanas de vida de um cabrito são cruciais para a sua sobrevivência e produtividade futura. Este período requer atenção à nutrição, saúde, habitação e higiene. **Cuidados imediatos** após o nascimento: Imediatamente após o nascimento, os cabritos devem ser secos com toalhas limpas para evitar a hipotermia, especialmente em tempo frio. Se o ambiente estiver frio, a criança deve ser mantida quente com calor suplementar ou cobertores. Certifique-se de que a criança está a respirar corretamente. Limpar as narinas e a boca de qualquer muco, se necessário. A estimulação suave pode ajudar a encorajar a respiração em crianças fracas. O cordão umbilical deve ser cortado (se não se soltar naturalmente) e mergulhado numa solução desinfetante (por exemplo, iodo) para evitar infecções como a doença do umbigo.

Alimentação com colostro: O colostro é o primeiro leite produzido pela coelha e é rico em anticorpos, nutrientes essenciais e energia. Fornece imunidade passiva para proteger os cabritos de infecções nas primeiras semanas de vida. As crianças devem receber colostro nas primeiras 1-2 horas de vida. A capacidade de absorver os anticorpos do colostro diminui rapidamente após o nascimento. As crianças recém-nascidas devem receber 10-15% do seu peso corporal em colostro durante as primeiras 24 horas. Uma recomendação típica é de 200-250 ml por mamada para um recém-nascido. Se a coelha não produzir colostro suficiente ou se o cabrito for fraco, pode utilizar-se um substituto do colostro ou o colostro de outra coelha.

Alimentação e nutrição dos cabritos: Após o colostro, os cabritos devem ser alimentados com leite (da mãe ou por biberão) durante as primeiras 8-12 semanas. Os cabritos que ficam com a mãe devem mamar à vontade. Para os cabritos criados a biberão, dê-lhes leite morno 3-4 vezes por dia durante as primeiras semanas, reduzindo gradualmente a frequência à medida que o cabrito cresce. Se o leite da mãe não estiver disponível, deve ser utilizado um substituto do leite formulado para as cabras. O leite de vaca é uma alternativa, mas deve ser diluído e complementado de modo a corresponder às necessidades nutricionais dos cabritos. Os cabritos podem ser gradualmente desmamados por volta das 8-12 semanas de idade, quando já estiverem a consumir alimentos sólidos como feno e cereais. Assegure-se de que as crianças estão a consumir uma quantidade suficiente de alimentos grosseiros e cereais de alta qualidade antes de as desmamar completamente do leite.

Introdução aos alimentos sólidos: Creep feeding é a prática de fornecer ração suplementar (geralmente um grão inicial de alta qualidade ou ração peletizada) a cabritos em fase de amamentação, a partir das 2-3 semanas de idade. A alimentação de arrasto ajuda a promover o desenvolvimento do rúmen e assegura um crescimento adequado antes do desmame. Introduzir feno de alta qualidade (por exemplo, alfafa ou feno misto de leguminosas e gramíneas) cedo, por volta das 2-3 semanas de idade. O feno promove o desenvolvimento do rúmen e prepara os cabritos para o desmame. Fornecer água limpa e fresca em todas as alturas. Embora os cabritos obtenham inicialmente a maior parte da sua hidratação através do leite, começarão a beber água quando começarem a consumir alimentos sólidos.

Cuidados de saúde das crianças: As crianças devem receber a sua primeira vacina CDT (contra Clostridium perfringens tipos C e D e tétano) às 6-8 semanas de idade, seguida de um reforço 3-4 semanas mais tarde. Podem ser necessárias vacinas adicionais com base nos riscos de doenças locais e nas recomendações veterinárias (por exemplo, vacinas contra a pneumonia ou a linfadenite caseosa). Desparasitar os cabritos às 8-12 semanas de idade ou de acordo com os resultados da contagem de ovos nas fezes, especialmente se estiverem a pastar. Faça uma rotação de desparasitantes para evitar a resistência e consulte um veterinário sobre os protocolos adequados. A coccidiose é uma infeção parasitária comum em crianças pequenas. Monitorize os sintomas, como diarreia, crescimento deficiente e desidratação. Forneça um coccidiostático na ração ou na água, especialmente durante os períodos de stress do desmame. Se a descorna for praticada, os cabritos devem ser descornados (chifres cauterizados) aos 3-10 dias de idade, dependendo do tamanho dos botões. A descorna precoce é menos stressante e minimiza as complicações. Os cabritos machos que não se destinam à reprodução devem ser castrados entre as 2-8 semanas de idade. Os métodos de castração incluem a aplicação de ligaduras ou a remoção cirúrgica.

Alojamento e ambiente: Manter a cama seca e limpa para evitar infecções como a umbigo ou doenças respiratórias. Utilize palha ou aparas como material de cama e mude-o regularmente. Os recém-nascidos são susceptíveis ao stress do frio. Mantenha a temperatura do recinto de criação a um nível confortável, especialmente durante os primeiros dias após o nascimento, fornecendo lâmpadas de aquecimento ou abrigos fechados em climas mais frios. Proporcionar espaço adequado para as crianças se movimentarem e fazerem exercício. A superlotação dos recintos pode levar a um crescimento deficiente e a um aumento do risco de doenças.

Monitorização do crescimento: Pesar regularmente as crianças ou estimar o seu aumento de peso para garantir um crescimento adequado. As crianças saudáveis devem duplicar o seu peso à nascença até às 2-3 semanas de idade.

A falta de ganho de peso pode indicar problemas de nutrição, doença ou infeção parasitária. Por volta das 6-8 semanas, os cabritos devem começar a consumir regularmente alimentos sólidos e a sua função ruminal deve estar bem desenvolvida. Os cabritos devem ser desmamados por volta das 8-12 semanas e, nessa altura, devem estar a comer principalmente alimentos sólidos.

Socialização e comportamento: Permita que os cabritos socializem com outras cabras desde cedo para promover comportamentos naturais e reduzir o stress. A interação com a mãe e com outros cabritos ajuda-os a aprender os comportamentos de alimentação e de procura de alimentos. Manuseie os cabritos com cuidado e regularmente desde tenra idade para os habituar à interação humana. Um maneio adequado pode facilitar as tarefas de maneio (vacinação, corte de cascos, etc.) à medida que crescem.

Processo de desmame: O desmame deve ser gradual para minimizar o stress. Reduza a alimentação com leite durante um período de 1-2 semanas, encorajando as crianças a consumir mais alimentos sólidos. As crianças são geralmente desmamadas entre as 8-12 semanas de idade. Monitorize o consumo de alimentos sólidos e a saúde geral para garantir que estão prontos para o desmame. Após o desmame, certifique-se de que as crianças continuam a ter acesso a alimentos de alta qualidade, água limpa e abrigo. Vigie atentamente os sinais de stress do desmame, como a perda de apetite ou de peso.

Desafios de saúde comuns em crianças: As causas mais comuns incluem agentes infecciosos (por exemplo, E. coli, rotavírus, coccidia) ou causas nutricionais (por exemplo, alimentação excessiva ou intolerância a substitutos do leite). Tratar com fluidos e electrólitos para evitar a desidratação e consultar um veterinário se os sintomas persistirem. A pneumonia é uma das principais causas de mortalidade nas crianças, especialmente em ambientes mal ventilados ou frios e húmidos. Proporcionar um alojamento limpo, seco e sem correntes de ar, com boa ventilação. Uma deficiência de selénio e de vitamina E pode provocar fraqueza muscular nas crianças. Suplementar as dietas em áreas deficientes em selénio ou administrar injecções à nascença, se necessário.

Conclusão: O maneio adequado dos cabritos é fundamental para a sua saúde, sobrevivência e produtividade futura. A nutrição, os cuidados de saúde, o alojamento e o maneio adequados garantem o crescimento e o desenvolvimento de cabras fortes e saudáveis. Ao atender às principais necessidades dos cabritos no início da sua vida, os agricultores podem aumentar a produtividade e a rentabilidade globais das suas explorações caprinas.

Referências

https://agritech.tnau.ac.in/animal_husbandry/ani_goat_care%20&%20mgt.html

https://www.purinamills.com/goat-feed/education/detail/getting-your-kid-off-to-a- healthy-start

https://www.goatfarming.in/goat-kids-care-management-beginners

https://www.treehugger.com/raise-and-care-baby-goat-kids-3016479

https://animalhealthaustralia.com.au/wp-content/uploads/2015/09/AHA04326_Technical-notes_FINAL_PRINT_18072016.pdf

https://www.dairygoatfarmingnz.com/kid-rearing

http://www.agritech.tnau.ac.in/expert

system/sheepgoat/Feeding%20Management%20of%20Sheep%20and%20Goats.html

Capítulo 19: Distocia em caprinos e sua correção

Introdução: É o termo utilizado para descrever um parto difícil ou anormal numa cabra. Pode resultar de uma série de causas que inibem a capacidade da fêmea de parir naturalmente ou que impedem a passagem do cabrito pelo canal de parto. A distócia é uma das principais causas de mortalidade e morbilidade em caprinos se não for tratada corretamente, afectando tanto a fêmea como os cabritos.

Causas da Distocia

A distocia pode resultar de factores maternos ou fetais e é classificada como distocia materna ou distocia fetal.

Causas maternas: O útero não consegue contrair-se eficazmente, o que se designa por inércia uterina, levando a um parto fraco ou ausente. As causas da inércia uterina incluem exaustão, desequilíbrios minerais (por exemplo, deficiência de cálcio) ou parto prolongado. O tamanho do canal pélvico da coelha pode ser demasiado pequeno (inadequação pélvica) para permitir a passagem do cabrito, o que é comum em coelhas jovens ou de baixa estatura. O útero torce-se (torção uterina anormal), obstruindo a passagem do cabrito. O colo do útero não se dilata completamente (incompetência cervical), dificultando a passagem do cabrito. O parto obstruído, que pode resultar de uma posição incorrecta da criança ou de crianças de grandes dimensões em relação ao tamanho do canal de parto.

Causas fetais: A apresentação normal ou apresentação anterior é a cabeça primeiro com os membros anteriores estendidos. Má posição do feto, o cabrito não está na posição correta para o parto (por exemplo, apresentação pélvica ou posicionamento anormal dos membros/cabeça). Tamanho do feto, o cabrito pode ser demasiado grande para passar através do canal de parto da coelha (normalmente observado em cabritos grandes solteiros). As deformações fetais, as anomalias congénitas como a hidrocefalia ou outras deformações podem causar distocia. Nos casos de nascimentos múltiplos, os cabritos podem ficar emaranhados ou obstruir-se mutuamente durante o parto.

Sinais de distocia: O reconhecimento precoce dos sinais de distocia é crucial para o sucesso do maneio e a sobrevivência da coelha e dos cabritos. Parição prolongada, se a parição se prolongar para além de 1-2 horas sem progresso após o início de esforço ativo. Esforço sem resultados, a coelha faz tentativas visíveis de fazer força mas não sai nenhum cabrito. Corrimento anormal, cor ou odor invulgares no corrimento vaginal podem indicar problemas. Má apresentação visível, uma parte do cabrito pode ser visível (como uma cabeça ou um membro) mas não pode nascer.

Diagnóstico da distócia: Exame físico da coelha para avaliar se o colo do útero está dilatado e a apresentação do cabrito. Pode introduzir-se uma mão com luva no canal de parto para sentir a posição do cabrito, a dilatação do colo do útero e eventuais obstruções (palpação). A ecografia/raio-X pode ser utilizada nos casos em que a posição do feto é difícil de determinar através da palpação.

Correção e tratamento da distócia

A abordagem para a correção da distocia depende da causa subjacente. É importante atuar rapidamente para evitar complicações. Na apresentação normal, se a cabeça ou as pernas estiverem na posição correta, mas a fêmea não conseguir empurrar o cabrito para fora, um puxão suave durante as contracções da fêmea pode ajudar. Na apresentação em culatra, se o cabrito estiver a sair primeiro pela cauda, deve ser reposicionado. Os membros posteriores devem ser agarrados e puxados para trás (apresentação posterior). Empurre ligeiramente o cabrito para dentro do útero para lhe dar mais espaço para ser manipulado e reposicionado. Em caso de mau posicionamento da cabeça, guiar suavemente a cabeça para a posição correta, empurrando o corpo para trás e reposicionando a cabeça. Em caso de mau posicionamento da perna, se uma perna estiver presa para trás, empurrar o corpo do cabrito para dentro do útero, endireitar a perna e, em seguida, puxar suavemente o cabrito para fora. No caso de um cabrito grande, a tração manual pode ajudar a fazer o parto. Deve ter-se o cuidado de evitar uma força excessiva, que pode ferir a coelha ou o cabrito. A lubrificação é essencial durante este processo para reduzir a fricção e facilitar a passagem do cabrito. No caso de gémeos emaranhados, se dois cabritos tentarem sair ao mesmo tempo, determine qual dos cabritos está em posição mais avançada. Empurre o segundo filho para trás e ajude o primeiro a sair. Em casos de contracções uterinas fracas (inércia uterina), a utilização de oxitocina (uma hormona que estimula as contracções uterinas) pode ser recomendada por um veterinário. A suplementação de cálcio pode ser necessária se houver suspeita de hipocalcemia como causa da inércia uterina.

Intervenção cirúrgica (cesariana): Quando a correção manual falha ou se o estado da coelha ou do cabrito está em risco, pode ser necessária uma cesariana. As indicações incluem torção uterina, anomalias pélvicas, deformações fetais ou casos em que o cabrito é demasiado grande para o parto vaginal.

O procedimento deve ser efectuado por um veterinário qualificado.

Cuidados pós-distócia

Cuidados com a coelha: Administrar antibióticos para prevenir infecções, especialmente após intervenções manuais ou cirurgia. A medicação anti-inflamatória ajuda a reduzir a dor e o inchaço. Forneça água fresca e alimentos de fácil digestão para ajudar a coelha a recuperar do stress da distocia.

Cuidados com o(s) bebé(s): Assegurar que a criança respira após o parto. Limpar a boca e o nariz para eliminar o muco. Assegure-se de que a criança recebe colostro nas primeiras 2-4 horas de vida para lhe dar imunidade e energia. Os recém-nascidos podem arrefecer facilmente, especialmente após um parto difícil, pelo que deve ser proporcionado um ambiente quente e seco.

Prevenção da distócia em caprinos

Controlo da nutrição: Uma alimentação correta durante a gravidez ajuda a evitar a distocia. As fêmeas não devem engordar demasiado, uma vez que a obesidade aumenta o risco de distocia. Fornecer cálcio suficiente e outros minerais essenciais para apoiar a função muscular durante o parto e reduzir o risco de inércia uterina.

Gestão da reprodução: Evite cruzar coelhas com machos que produzam crias grandes se a coelha tiver uma estrutura pequena. As coelhas jovens e imaturas não devem ser reproduzidas demasiado cedo, uma vez que podem ter dificuldade em gerar crias maiores.

Monitorização durante o final da gravidez: A monitorização atenta durante as fases finais da gravidez pode ajudar a identificar precocemente potenciais casos de distocia. Planeie a assistência se uma coelha tiver antecedentes de distócia ou se for previsível que venha a ter dificuldades com base no tamanho ou noutros factores. **Conclusão**: A distocia em caprinos é uma condição comum e potencialmente fatal que requer diagnóstico e intervenção imediatos. Compreender as causas, reconhecer os sinais e saber como gerir ou corrigir a distócia é fundamental para garantir a saúde e o bem-estar tanto da fêmea como do(s) cabrito(s). Com um manejo nutricional adequado, práticas de reprodução cuidadosas e intervenções oportunas, a incidência de distocia pode ser minimizada e a produtividade das cabras pode ser aumentada.

Referências

https://www.msdvetmanual.com/management-and-nutrition/management-of- reprodução-caprinos/parto-em-caprinos

https://www.cabidigitallibrary.org/doi/pdf/10.5555/20063179911

https://www.researchgate.net/publication/330529437 Distocia em caprinos causas e tratamento

https://avmaspeakers.eventkaddy.net/event data/28/session files published/2014 16 095.pdf

https:// adobevetcenter. com/livestock- goat-dystocia-care/

Odedara MH, Suthar BN, Sutaria TV, Nakhashi HC e Sharma VK. 2017. Distocia em cabras e sua gestão. Jornal Indiano de Reprodução Animal. 38(2): 65-66.

Praveen S, Ramasamy Arunkumar e Elango K. 2022. Correção da distócia em cabra devido à flexão bilateral do ombro do feto enfisematoso morto. The Pharma Innovation Journal. SP-11(1): 1184-1185.

Capítulo 20: Complicações pós-parto em cabras

Introdução: As complicações pós-parto referem-se a vários problemas de saúde que podem surgir nas coelhas (cabras) após o parto. Estas complicações podem afetar a saúde da coelha, a sua capacidade de cuidar dos cabritos e a produtividade geral do efetivo. A identificação precoce e a gestão das complicações pós-parto são cruciais para garantir a saúde da coelha e da sua descendência, manter os níveis de produção e evitar perdas económicas.

Complicações pós-parto

Metrite: Inflamação do útero após o parto, frequentemente devido à retenção das membranas placentárias ou a uma infeção bacteriana. Os sinais comuns são corrimento vaginal com mau cheiro, febre, perda de apetite e depressão. O tratamento eficaz inclui a administração de antibióticos e anti-inflamatórios, conforme prescrito por um veterinário, e a garantia de uma higiene adequada durante e após o parto.

Retenção de placenta: A incapacidade de expulsar a placenta no prazo de 12-24 horas após o parto. Os sinais comuns são a presença da placenta pendurada na vulva e possíveis sinais de infeção (febre, corrimento fétido). O tratamento eficaz inclui a monitorização atenta dos sinais de infeção e a intervenção veterinária pode incluir a remoção manual ou a administração de oxitocina para incentivar a expulsão.

Prolapso uterino: Uma doença grave em que o útero se vira do avesso e sobressai através da vulva, ocorrendo frequentemente pouco depois do parto. Os sinais comuns são a protrusão visível do útero e sinais de angústia ou dor. O tratamento eficaz inclui a necessidade de atenção veterinária imediata e o tratamento envolve normalmente o reposicionamento do útero e pode exigir intervenção cirúrgica.

Febre do leite (hipocalcemia): Uma perturbação metabólica causada por níveis baixos de cálcio , que ocorre frequentemente pouco depois do parto. Os sinais são tremores musculares, fraqueza ou incapacidade de se manter de pé, redução da produção de leite e extremidades frias. As práticas de maneio **incluem a** administração de suplementos de cálcio por via intravenosa ou subcutânea e o ajuste da dieta antes e depois do parto para garantir uma ingestão adequada de cálcio.

Mastite: Inflamação da glândula mamária, frequentemente devida a uma infeção bacteriana, que resulta na redução da qualidade e da produção de leite. Os sinais são úbere inchado e doloroso, alterações no leite, aspeto (coágulos, descoloração) e febre e doença sistémica. As práticas de maneio são o tratamento veterinário imediato com antibióticos e a manutenção de uma boa higiene durante a ordenha.

Anemia: Uma redução dos glóbulos vermelhos ou dos níveis de hemoglobina, que pode ocorrer devido à perda de sangue durante o parto ou a deficiências nutricionais. Os sinais são fraqueza, letargia, membranas mucosas pálidas e redução do apetite e da produção de leite. As práticas de gestão consistem em identificar a causa subjacente (por exemplo, parasitas internos, deficiências nutricionais) e fornecer suplementos ou medicamentos adequados, conforme necessário.

Depressão e alterações comportamentais: A depressão pós-parto pode afetar as fêmeas, levando-as a negligenciar as crias. Os sinais são a falta de interesse em amamentar ou cuidar das crianças e o isolamento do rebanho. As práticas de maneio consistem em monitorizar de perto as alterações comportamentais e assegurar um ambiente calmo e confortável para reduzir o stress.

Estratégias de prevenção: Assegurar que as coelhas recebam uma dieta equilibrada antes e depois do parto, rica em minerais e vitaminas para apoiar a lactação e a recuperação. Monitorizar regularmente as coelhas durante a gravidez e no pós-parto para detetar sinais de complicações. Manter registos detalhados do estado de saúde, da reprodução e do parto. Manter um ambiente de parto limpo e seguro para minimizar o stress e o risco de infeção. Assegurar a existência de camas e abrigos adequados. Estabelecer uma forte relação com um veterinário para controlos pré e pós-parto, vacinas e emergências.

Impacto económico: As complicações pós-parto podem levar à redução da produção de leite, ao aumento dos custos veterinários e à potencial perda de cabritos. A gestão das complicações exige tempo, trabalho e recursos, afectando a rentabilidade global. As fêmeas saudáveis contribuem para o sucesso dos programas de reprodução e para a melhoria do efetivo a longo prazo.

Conclusão: As complicações pós-parto em cabras podem afetar significativamente a saúde da fêmea e dos seus cabritos, bem como a produtividade do rebanho. Compreender as complicações comuns, implementar estratégias de prevenção e procurar uma intervenção veterinária atempada são essenciais para gerir eficazmente a saúde pós-parto. Ao dar prioridade saúde e ao bem-estar das fêmeas, os agricultores podem melhorar o desempenho geral do efetivo e a viabilidade económica.

Referências

https://www.msdvetmanual.com/management-and-nutrition/management-of- reprodução-caprinos/parto-em-caprinos

https://www.cabidigitallibrary.org/doi/pdf/10.5555/20063179911

https://www.researchgate.net/publication/330529437 Distocia em caprinos causas e tratamento https://avmaspeakers.eventkaddy.net/event data/28/session files published/2014 16 095.pdf

https:// adobevetcenter. com/livestock- goat-dystocia-care/

Odedara MH, Suthar BN, Sutaria TV, Nakhashi HC e Sharma VK. 2017. Distocia em cabras e sua gestão. Jornal Indiano de Reprodução Animal. 38(2): 65-66.

Praveen S, Ramasamy Arunkumar e Elango K. 2022. Correção de distócia em cabra devido à flexão bilateral do ombro de um feto enfisematoso morto. The Pharma Innovation Journal. SP-11(1): 1184-1185.

Capítulo 21: Febre do leite na cabra

Introdução: A febre do leite, também conhecida como hipocalcemia, é uma doença metabólica causada por baixos níveis de cálcio no sangue das cabras em lactação, que ocorre normalmente na altura do parto. É comum nas cabras leiteiras, especialmente nas de alta produção e nas que têm várias crias, mas também pode ocorrer nas cabras de carne.

Causas: Durante o final da gravidez e o início da lactação, o organismo necessita de grandes quantidades de cálcio para a produção de leite e para a contração muscular durante o parto. Se o organismo da cabra não puder fornecer adequadamente o cálcio, desenvolve-se uma hipocalcemia. A ingestão insuficiente de cálcio ou o excesso de fósforo na dieta durante o final da gestação pode interferir com o metabolismo do cálcio. Após o parto, o rápido aumento da produção de leite pode esgotar rapidamente os níveis de cálcio.

Factores da febre do leite: As cabras mais velhas são mais propensas à febre do leite porque os seus ossos são menos eficientes na libertação de cálcio. As cabras que têm gémeos ou trigémeos estão em maior risco devido ao aumento da necessidade de cálcio para o crescimento do feto e para a produção de leite. As raças conhecidas pela sua elevada produção de leite são mais susceptíveis. Uma cabra com um episódio anterior de febre do leite corre um risco acrescido nas gravidezes seguintes.

Sintomas: Na fase 1 (ligeira), fraqueza ou relutância em mover-se, tremores musculares e ataxia (marcha instável) e nervosismo ou inquietação. Na fase 2 (moderada), reclinação (incapacidade de se levantar), rigidez muscular e tremores, temperatura corporal baixa, orelhas frias, nariz seco e pulso rápido mas fraco. Na fase 3 (grave), fraqueza extrema ou falta de reação, inchaço, dificuldade em respirar, colapso, coma e potencial morte se não for tratada.

Diagnóstico: Observação dos sintomas na altura do parto (fraqueza, recumbência, tremores). Confirmação através da análise dos níveis de cálcio no sangue. A febre do leite é diagnosticada quando os níveis de cálcio descem abaixo do normal (normalmente < 2,0 mmol/L).

Tratamento: O tratamento mais eficaz consiste na administração de gluconato de cálcio por via intravenosa, que repõe rapidamente os níveis de cálcio no sangue. É necessária uma administração cuidadosa para evitar complicações cardíacas. Em casos ligeiros ou para manipuladores menos experientes, podem ser administradas injecções subcutâneas de cálcio para evitar complicações intravenosas. A administração de suplementos orais de cálcio (bólus ou gel de cálcio) pode ajudar a repor os níveis de cálcio em casos menos graves ou a prevenir uma recorrência após o tratamento inicial. Mantenha a cabra quente com cobertores. Forneça água fresca e alimentos de alta qualidade para apoiar a recuperação. Em casos avançados, pode ser necessária assistência veterinária.

Prevenção: Durante o final da gravidez, evite alimentos ricos em cálcio, pois isso ajuda a estimular o organismo da cabra a mobilizar as reservas de cálcio dos ossos. Manter um rácio alimentar adequado de cálcio e fósforo (normalmente 2:1) para apoiar um metabolismo adequado. A alimentação com sais aniónicos ou a utilização de uma dieta com diferença de catiões e aniões nas semanas anteriores ao parto pode melhorar o metabolismo do cálcio através da acidificação do sangue, tornando o cálcio mais biodisponível. O fornecimento de suplementos orais de cálcio (por exemplo, géis ou bolus de cálcio) na altura do parto, especialmente em fêmeas de alto risco, pode ajudar a prevenir o aparecimento da febre vitular. Dê às coelhas prenhes uma dieta equilibrada que inclua energia, proteínas e minerais suficientes (cálcio e magnésio). Monitorize de perto as coelhas de alto risco, especialmente as que têm um historial de febre vitular ou que têm várias crias.

Impacto económico: As coelhas afectadas podem ter uma menor produção de leite durante o período crítico do início da lactação. O tratamento da febre do leite exige frequentemente uma intervenção veterinária imediata, o que pode aumentar os custos operacionais. Casos graves de febre do leite podem levar à morte, resultando na perda da coelha e dos seus filhos.

Conclusão: A febre do leite é uma doença metabólica evitável que pode afetar gravemente a saúde e a produtividade das cabras, especialmente na altura do parto. O maneio nutricional adequado e a deteção precoce dos sintomas são fundamentais para prevenir e tratar a febre do leite nas cabras. Ao assegurar dietas equilibradas e monitorizar os animais de alto risco, os produtores podem reduzir significativamente a incidência e as perdas económicas associadas a esta doença.

Referências

https://joumals.co.za/doi/pdf/10.10520/EJC14986#:~:text=Milk%20fever%20or%20 hypocalcaemia%2C%20means,at%2C%20or%20just%20after%20kidding.

https://www.purinamills.com/ goat-feed/ education/detail/milk-fever-in-goats

https://www.msdvetmanual.com/metabolic-disorders/disorders-of-calcium-metabolism/parturient-paresis-in-sheep-and-goats

https://www.angoras.co.za/article/milk-fever-parturient-paresis-in-angora-goats

https://www.mla.com.au/research-and-development/animal-health-welfare-

and- biosecurity/diseases/nutritional/milk-fever/

https://www.omri.org/ketosis-and-milk-fever-treatments

https://u.osu.edu/sheep/2023/02/28/parturient-paresis-in-sheep-and-goats-milk-fever-
hipocalcemia-lambing-sickness/

https://www.cabidigitallibrary.org/doi/pdf/10.5555/20053177177

https://www.tennesseemeatgoats.com/articles2/milkfever.html

Capítulo 22: Toxemia da gravidez em caprinos

Introdução: A toxemia da gravidez é um distúrbio metabólico dos caprinos, particularmente observado nas fêmeas, que ocorre quando o corpo metaboliza a gordura para obter energia devido à insuficiência de glucose. É também conhecida como cetose no final da gravidez e cetonemia. Esta perturbação é normalmente observada nas cabras durante o período final da gestação devido à elevada procura de energia por parte do(s) feto(s) em rápido crescimento.

Fisiologia da toxemia da gravidez: No final da gravidez, as necessidades energéticas do feto em crescimento aumentam. Se a dieta da cabra não fornecer energia suficiente, o corpo começa a metabolizar a gordura corporal para obter energia. À medida que a gordura é decomposta, o fígado produz corpos cetónicos (por exemplo, acetona, acetoacetato e beta-hidroxibutirato) como subprodutos. A acumulação excessiva destas cetonas leva à cetose.

Causas da toxemia da gravidez: A causa principal é a discrepância entre a energia ingerida através da alimentação e a energia necessária para a cabra prenha. As cabras com dois ou mais fetos são mais susceptíveis de sofrer de cetose devido ao aumento das necessidades energéticas. Alterações na alimentação, no transporte ou no stress (como condições climatéricas extremas) podem provocar uma diminuição da ingestão de alimentos, agravando a doença. Tanto as cabras sobrecondicionadas (obesas) como as subcondicionadas são mais susceptíveis. As cabras sobrecondicionadas reduzem frequentemente o consumo de ração, enquanto as cabras subcondicionadas não têm reservas de gordura para satisfazer as necessidades energéticas.

Sintomas: Os primeiros sintomas são letargia e relutância em mover-se, perda de apetite (anorexia) e mau estado do corpo ou perda de peso. Os sintomas avançados são postura deprimida ou fraca, odor doce ou frutado no hálito (devido à acetona), sinais neurológicos como cegueira ou deambulação sem rumo, tremores musculares ou convulsões e coma e potencial morte se não for tratada.

Diagnóstico: O diagnóstico é muitas vezes baseado em sinais clínicos, especialmente em casos de gravidez tardia . As cetonas podem ser detectadas na urina utilizando tiras de teste ou no sangue utilizando um medidor de cetonas portátil. Cetonas elevadas no sangue e níveis baixos de glucose no sangue são indicadores chave. A verificação de níveis elevados de cetonas e de uma concentração baixa de glucose no sangue ajuda a confirmar o diagnóstico.

Tratamento: Uma infusão intravenosa de glucose (solução de Dextrose a 50%) é frequentemente o primeiro passo no tratamento da cetose, fornecendo energia imediata à cabra. A administração de propilenoglicol por via oral (60-120 ml duas vezes por dia) ajuda o fígado a produzir glucose a partir deste substrato, reduzindo o metabolismo das gorduras. Podem ser administrados corticosteróides, como a dexametasona, para reduzir a carga metabólica e induzir a gluconeogénese (produção de glicose a partir de fontes que não sejam hidratos de carbono). A oferta de fluidos e electrólitos de apoio pode ajudar a combater a desidratação e os desequilíbrios electrolíticos. É fundamental assegurar a ingestão de alimentos de boa qualidade e de elevado valor energético. Se a cetose progredir gravemente, especialmente nos casos em que o desenvolvimento fetal impõe uma carga metabólica esmagadora, pode ser necessária uma cesariana ou indução do parto para salvar a coelha.

Prevenção: Durante o final da gravidez, as coelhas devem ser alimentadas com uma dieta altamente energética com hidratos de carbono suficientes para satisfazer as necessidades da mãe e do feto. Ofereça refeições pequenas mas frequentes para evitar sobrecarregar o sistema digestivo, assegurando simultaneamente uma ingestão consistente de energia. As fêmeas não devem ser nem demasiado magras nem demasiado gordas antes da reprodução e durante a gravidez. Uma condição corporal moderada garante que elas tenham reservas de gordura suficientes mas não se tornem obesas. Reduzir o stress, especialmente nas últimas semanas de gestação, evitando alterações na dieta ou no ambiente e minimizando o manuseamento e o transporte. As fêmeas com vários fetos devem receber nutrição adicional para satisfazer as elevadas necessidades energéticas. A monitorização de sinais precoces de cetose, como a verificação de cetonas na urina ou a observação da redução da ingestão de alimentos, permite uma intervenção precoce .

Conclusão: A cetose é um distúrbio metabólico crítico em cabras, especialmente no final da gestação, e requer uma gestão cuidadosa da dieta e da condição corporal. A deteção e o tratamento precoces são essenciais para evitar consequências graves, enquanto as estratégias preventivas, como uma alimentação adequada e a redução do stress, podem reduzir o risco.

Referências

https://www.msdvetmanual.com/metabolic-disorders/hepatic-lipidosis/pregnancy- toxemia-em-ovelhas-e-cabras

https://extension.colostate.edu/topic-areas/agriculture/pregnancy-toxemia-ketosis-in- ewes-and-does-1-630/

Chandana M e Padmaja K. 2017. Manejo terapêutico da toxemia da gravidez em uma cabra. O Jornal de Inovação Farmacêutica. 6(12): 246-248.

Ji X, Liu N, Wang Y, Ding K, Huang S, Zhang C. 2023. Toxemia da gravidez em ovelhas: A Review of Molecular Metabolic Mechanisms and Management Strategies (Uma revisão dos mecanismos metabólicos moleculares e estratégias de gestão). Metabolites. 13(2):149.

https://www.purinamills.com/goat-feed/education/detail/what-are-ketosis-and- toxemia da gravidez em cabras

https://animalscience.ucdavis.edu/sites/g/files/dgvnsk446/files/inline-files/2017-dr- meera-heller-prognancy-toxemia.pdf

https://www.dpi.nsw.gov.au/_data/assets/pdf_file/0010/178417/Goat-health-pregnancy-toxaemia.pdf

Capítulo 23: Gestão da infertilidade em caprinos

Introdução: A infertilidade é definida como a incapacidade de uma coelha ou de um macho para produzir descendência viável. A infertilidade nos caprinos pode resultar em perdas económicas significativas devido à redução da produtividade, ao menor número de cabritos e à perda de oportunidades de reprodução. As infertilidades são de dois tipos. Na infertilidade primária, a cabra nunca concebeu e na infertilidade secundária, a cabra concebeu anteriormente mas não consegue fazê-lo atualmente.

Causas da infertilidade

A infertilidade nos caprinos pode ser causada por vários factores, incluindo condições genéticas, fisiológicas, ambientais, nutricionais e infecciosas.

Causas nutricionais: A má nutrição, particularmente a falta de energia, pode atrasar ou suprimir os ciclos estrais (cio). As cabras com baixo índice de condição corporal (ECC) podem ter cios irregulares ou não ovular. A insuficiência de proteínas na dieta pode prejudicar a saúde reprodutiva e resultar num fraco desenvolvimento folicular. As deficiências em minerais essenciais como o cobre, o selénio, o zinco e o fósforo podem ter um impacto negativo na fertilidade. O desequilíbrio do cálcio e do fósforo pode causar perturbações metabólicas que afectam a reprodução. As deficiências de vitamina A, vitamina E e vitamina D podem levar à infertilidade, afectando a saúde dos órgãos reprodutores e a saúde geral da cabra.

Distúrbios reprodutivos: O anestro é uma condição em que as cadelas não apresentam cio ou estro. As causas podem incluir variações sazonais, anestro lactacional ou cios silenciosos. A doença do ovário cístico é caracterizada pela formação de quistos nos ovários, o que leva a cios irregulares ou anestro. É comum em cadelas mais velhas ou com desequilíbrios hormonais. Infecções do útero devido a falta de higiene durante o parto, retenção de placentas ou partos difíceis. A inflamação do útero pode impedir o sucesso da conceção e a implantação do embrião. Cicatrizes ou aderências no útero causadas por infecções ou traumas, impedindo a fertilização normal ou o desenvolvimento do embrião.

Causas infecciosas: A brucelose é uma infeção bacteriana causada pela *Brucella melitensis* que leva ao aborto e à infertilidade. A clamidiose é uma infeção causada pela *Chlamydia abortus* que provoca abortos, nados-mortos e infertilidade. A leptospirose é causada pela bactéria Leptospira, esta infeção pode resultar em falha reprodutiva e infertilidade. A toxoplasmose é uma infeção protozoária causada pelo *Toxoplasma gondii, que afecta* a gravidez e provoca abortos e infertilidade.

Causas genéticas: Defeitos genéticos nos órgãos reprodutores, como ovários ou testículos subdesenvolvidos, podem resultar em infertilidade. As anomalias cromossómicas podem levar à esterilidade.

Causas ambientais e de gestão: A consanguinidade pode reduzir a diversidade genética e conduzir a uma diminuição da fertilidade e do desempenho reprodutivo. O momento incorreto do acasalamento, a má observação do cio ou a utilização excessiva de machos podem levar à perda de oportunidades de reprodução. O calor excessivo pode afetar tanto as coelhas como os machos, provocando uma redução da libido, uma menor qualidade do esperma e a supressão dos ciclos de cio.

Diagnóstico de infertilidade: Deve ser obtida uma história completa do desempenho reprodutivo, de gestações anteriores, da nutrição e do maneio. Exame físico para avaliar o estado do corpo, os órgãos reprodutores e os sinais de infeção ou doença. Monitorizar as fêmeas para detetar sinais de comportamento de cio, tais como abanar a cauda, balir, montar e inchaço da vulva. O anestro ou o cio irregular podem indicar problemas reprodutivos. A ecografia pode ser utilizada para avaliar a atividade ovárica, a saúde uterina e diagnosticar doenças como ovários quísticos ou infecções uterinas. Análises ao sangue para medir os níveis de hormonas reprodutivas (por exemplo, progesterona) para avaliar a função ovárica e determinar se estão a ocorrer ciclos de cio. Avaliação da quantidade, motilidade e morfologia dos espermatozóides nos patos para detetar problemas como baixa contagem de espermatozóides ou espermatozóides de má qualidade. As zaragatoas uterinas podem ser cultivadas para identificar infecções como metrite, endometrite ou outras infecções bacterianas que afectam a fertilidade.

Gestão da infertilidade

A gestão da infertilidade nos caprinos requer uma combinação de práticas de gestão nutricional, médica e reprodutiva.

Maneio nutricional: Assegurar que as cabras recebem uma dieta equilibrada com energia, proteínas, vitaminas e minerais adequados. Deve ser dada especial atenção aos minerais vestigiais (cobre, selénio, zinco) e às vitaminas (A, D, E). Poderá ser necessária uma alimentação suplementar durante a reprodução, a gravidez e a lactação. Manter um índice de condição corporal ótimo (BCS de 2,5-3,5). As fêmeas que são demasiado magras ou demasiado gordas têm maior probabilidade de ter problemas de fertilidade. O flushing consiste em aumentar o consumo de energia das coelhas 2-3 semanas antes da reprodução para aumentar as taxas de ovulação. Isto pode ser feito através da alimentação com concentrados, cereais ou forragens de alta qualidade.

Gestão da saúde: Vacinação regular contra doenças reprodutivas como a brucelose, a clamidiose e a leptospirose. Tratar quaisquer infecções uterinas ou metrite com antibióticos adequados com base em testes de cultura e sensibilidade. A desparasitação regular é essencial para controlar as infecções parasitárias, que podem afetar a saúde geral e o desempenho reprodutivo. As injecções de prostaglandina podem ser utilizadas para sincronizar o cio e tratar condições como o cio silencioso ou o anestro. Os tratamentos com progesterona, sob a forma de dispositivos de libertação interna controlada de fármacos (CIDR), podem ajudar a regular o ciclo do cio e a tratar quistos nos ovários.

Gestão da reprodução: Assegure-se de que as fêmeas são cobertas na altura certa durante o cio. A ovulação ocorre aproximadamente 12-36 horas após o início do cio, pelo que a cobrição deve ocorrer dentro desta janela. Evite o uso excessivo de um único macho num período curto, pois isso pode reduzir a qualidade do esperma. Descanse os machos entre as sessões de reprodução e forneça-lhes nutrição e descanso adequados. A IA pode ser usada para introduzir uma genética superior e reduzir a consanguinidade. O momento adequado e o manuseamento do sémen são cruciais para o sucesso.

Gestão genética: Minimizar a consanguinidade mantendo a diversidade genética no efetivo. Isto pode ser conseguido através da seleção cuidadosa de machos não aparentados e da introdução de nova genética através de IA ou de reprodutores externos. Utilize machos e fêmeas com registos de fertilidade comprovados. Selecione animais com base no desempenho reprodutivo, incluindo taxas de parição, regularidade do cio e tamanho da ninhada.

Prevenção da infertilidade: Manter uma nutrição equilibrada durante todo o ano, com especial ênfase na suplementação de minerais e vitaminas. Realizar exames veterinários regulares para detetar precocemente possíveis problemas. Estabelecer um calendário de vacinação abrangente para proteção contra doenças reprodutivas. Testar a qualidade do sémen dos machos antes da época de reprodução. Mantenha registos precisos das datas de reprodução, ciclos de cio, gravidezes e quaisquer problemas de saúde reprodutiva para referência futura.

Impacto económico da infertilidade: A infertilidade leva a um menor número de cabritos, a uma menor produção de leite e a uma menor produção de carne, resultando em perdas económicas significativas para os criadores de cabras. O tratamento da infertilidade pode envolver diagnósticos, medicamentos e intervenções veterinárias dispendiosas. Os animais inférteis não contribuem para o melhoramento genético do efetivo, limitando a produtividade e a qualidade global do efetivo.

Conclusão: A infertilidade em caprinos é um problema multifatorial que pode ser gerido através de uma combinação de apoio nutricional, gestão da saúde e práticas de reprodução adequadas. Ao abordar as causas subjacentes da infertilidade e implementar estratégias preventivas, os agricultores podem manter um efetivo produtivo e saudável.

Referências

Matthews J. (2016). Infertilidade feminina. Em Diseases of the Goat, J. Matthews (Ed.). https://doi.org/10.1002/9781119073543.ch1

http://www.agritech.tnau.ac.in/expert system/sheepgoat/Breeding%20Management% 20of%20Sheep%20and%20Goat.html

Luo J, Wang W e Sun S. 2019. Avanços na investigação sobre reprodução de cabras leiteiras. Asian-Australas J Anim Sci. 32(8):1284-1295.

https://cals.cornell.edu/nys-4-h-animal-science-programs/livestock/goats/goat-fact- sheets/reproductive-problems-doe

Capítulo 24: Castração em caprinos

Introdução: O processo de remoção ou inibição da função dos testículos nos caprinos machos (machos) para evitar a reprodução e reduzir o comportamento agressivo. É normalmente efectuado em caprinos destinados à produção de carne, para melhorar a qualidade da carne, evitar a reprodução indesejada e gerir o comportamento dos caprinos machos.

Importância da castração: A castração ajuda a controlar os comportamentos agressivos, reduz o desejo sexual e torna os caprinos machos mais fáceis de manejar. Os machos castrados produzem uma carne de melhor qualidade e com menos odor (sabores estranhos associados à testosterona). Evita as gravidezes indesejadas e a consanguinidade nos rebanhos em que os machos e as fêmeas são mantidos juntos. Os machos castrados podem ser mantidos com cabras fêmeas sem risco de procriação.

Momento da castração: A castração pode ser efectuada em diferentes idades, mas a altura ideal é quando o cabrito tem entre 1 e 4 semanas de idade. A castração precoce minimiza o stress e o desconforto. A castração tardia (após 4 meses) pode exigir mais cuidados e conhecimentos especializados para evitar complicações.

Métodos de castração em caprinos

Existem dois métodos principais de castração, as técnicas cirúrgicas e as não cirúrgicas (sem sangue).

Castração cirúrgica: Trata-se de uma castração aberta. Implica fazer uma incisão no escroto para remover os testículos. Utiliza-se um bisturi ou outro instrumento afiado para abrir o escroto e os testículos são cortados ou torcidos, assegurando que os cordões espermáticos são devidamente selados para evitar hemorragias.

Vantagens: Garante a remoção dos testículos, o que constitui um método mais definitivo de prevenção da reprodução. É um procedimento único e não requer qualquer tratamento posterior. As hipóteses de castração incompleta ou de regeneração testicular são muito reduzidas.

Desvantagens: Embora seja eficaz, a castração cirúrgica pode causar dor e stress significativos ao animal. A ferida aberta é suscetível de infeção, pelo que é essencial uma higiene adequada e cuidados pós-operatórios. Existe o risco de hemorragia excessiva durante ou após o procedimento, se este não for efectuado corretamente. Este método deve ser efectuado por alguém com conhecimentos ou formação veterinária adequada.

Métodos de castração não cirúrgicos (sem sangue)

Método de elastração: Um elástico apertado (anel elastrador) é colocado à volta do escroto, cortando o fornecimento de sangue aos testículos. Com o tempo, os testículos atrofiam e caem. Este método é normalmente utilizado em crianças pequenas.

Vantagens: Fácil de aplicar, requer um mínimo de formação para aplicar a faixa, tornando-a prática para os agricultores. Este método é pouco dispendioso e requer ferramentas simples. Uma vez que o procedimento não envolve cortes, o risco de hemorragia é muito reduzido.

Desvantagens: A queda dos testículos demora dias ou semanas, durante os quais o animal pode sentir desconforto. Existe o risco de infeção por tétano, pelo que é indispensável vacinar os caprinos antes de utilizar este método. A dor e o desconforto durante o período de privação de sangue dos testículos são consideráveis e podem durar vários dias. Em alguns casos, se a banda não for aplicada corretamente, o procedimento pode não funcionar e um ou ambos os testículos podem não se atrofiar.

Método Burdizzo (Emasculatome): Este instrumento esmaga o cordão espermático sem romper a pele. Corta o fornecimento de sangue aos testículos, fazendo com que eles encolham e se tornem não funcionais com o tempo. É normalmente utilizado em cabras jovens mas pode ser utilizado em cabras adultas com cuidado.

Vantagens: Uma vez que a pele não é rompida, não há risco de infeção devido a feridas abertas. O risco de infeção ou hemorragia é mínimo, o que o torna mais seguro do que a castração cirúrgica. O procedimento provoca uma degeneração testicular quase imediata. **Desvantagens**: O esmagamento do cordão espermático provoca uma dor imediata e intensa, embora a dor desapareça relativamente depressa em comparação com a ligadura. É necessária uma formação adequada para utilizar a ferramenta burdizzo de forma eficaz. Se for utilizado de forma incorrecta, pode não esmagar os cordões adequadamente, levando a uma castração incompleta. Existe a possibilidade de falha se o cordão espermático não for esmagado corretamente, e o testículo pode ainda funcionar.

Cuidados pós-castração: Administrar analgésicos (por exemplo, AINEs como meloxicam) para minimizar o desconforto. Assegurar um ambiente limpo e monitorizar o local da castração para detetar quaisquer sinais de infeção ou complicações. No caso de castração cirúrgica, a ferida deve ser mantida limpa e podem ser administrados antibióticos para evitar infecções. Vacine os caprinos contra o tétano, especialmente quando usar métodos de ligadura, pois existe o risco de introduzir a bactéria Clostridium. O inchaço no local da castração pode indicar infeção ou outras complicações e pode exigir intervenção veterinária.

Momento da castração: A castração precoce deve ser efectuada com 1-4 semanas de idade. Tem as seguintes vantagens: menos stress para o animal, menos complicações e cicatrização mais rápida. Tem as seguintes desvantagens: em alguns casos, a castração precoce pode resultar numa redução do desenvolvimento músculo-esquelético (por exemplo, estrutura corporal mais estreita e crescimento mais lento). A castração tardia deve ser efectuada após os 4 meses de idade. As vantagens são que os machos desenvolvem melhor a musculatura antes da castração, o que é favorável à produção de carne. As desvantagens são que as cabras mais velhas podem sofrer mais stress, dores e complicações e a cura pode ser mais lenta. **Considerações éticas e de bem-estar**: A castração é um procedimento doloroso, pelo que é importante minimizar o sofrimento utilizando técnicas, equipamento e cuidados pós-operatórios adequados. O tratamento da dor deve ser sempre considerado, mesmo em animais mais jovens, para promover o bem-estar dos animais. Em algumas regiões, existem regulamentações legais relativas à idade e ao método de castração para garantir o tratamento humano dos animais. **Conclusão**: A castração é um instrumento de maneio essencial na criação de caprinos, mas requer uma análise cuidadosa do método utilizado e da idade em que é efectuada. Cada método tem as suas próprias vantagens e desvantagens em termos de custos, conhecimentos necessários e bem-estar dos animais. Os cuidados pós-castração são cruciais para assegurar a saúde e a produtividade das cabras castradas. Seguindo as práticas recomendadas, os agricultores podem assegurar um equilíbrio entre as necessidades de gestão da exploração e o bem-estar dos animais.

Referências

https://www.aasrp .org/ common/Uploaded%20files/Guidelines/Castration%20of%20 Sheep%20and%20Goats.pdf

https://cals.cornell.edu/nys-4-h-animal-science-programs/livestock/goats/goat-fact- sheets/castrating-and-urinary-calculi

Chen YA, Chen JY, Chen WQ, Wang WY e Wu HH. 2022. Effects of

Castration Age on the Growth Performance of Nubian Crossbred Male Goats. Animals (Basel). 12(24):3516.

http://40.65.112.141/AIGR/tb/TB%2018%20Castration.pdf

https://open.lib.umn.edu/largeanimalsurgery/chapter/small-ruminant-castration/

https://practicalfarmers.org/research/castration-timing-in-goats-and-sheep/

https://www.canadianveterinarians.net/policy-and-outreach/position-statements/statements/castration-of-cattle-sheep-and-goats/

https://www.angoras.co.za/article/how-to-perform-a-castration-on-angora-goat

https://agritech.tnau.ac.in/animal_husbandry/ani_goat_mgt%20practices.html

Capítulo 25: Ferida de larva em caprinos

Introdução: A infestação por larvas, também conhecida como miíase, ocorre quando as larvas de moscas (larvas) infestam as feridas ou as áreas húmidas do corpo da cabra. Esta doença é frequente nos caprinos, especialmente nas regiões tropicais e subtropicais, onde as moscas são mais frequentes. Se não for tratada, pode levar a complicações de saúde graves, incluindo danos nos tecidos, infecções secundárias e mesmo a morte em casos graves.

Causas de feridas com larvas: A presença de feridas, cortes ou abrasões não tratadas ou despercebidas constitui um ponto de entrada para as moscas depositarem os seus ovos. As áreas que estão constantemente húmidas, tais como à volta dos olhos, nariz, boca ou períneo, são atractivas para as moscas depositarem os ovos. A falta de saneamento na área de alojamento das cabras, incluindo a presença de rostos e matéria orgânica em decomposição, atrai as moscas. Os climas quentes e húmidos, especialmente durante a estação das chuvas, oferecem as condições ideais para que as moscas se reproduzam e infestem os animais. As cabras com infecções parasitárias da pele, como as causadas por carraças ou piolhos, são mais propensas a desenvolver feridas de larvas devido aos danos e à irritação da pele.

Sintomas: O sinal mais óbvio é uma ferida ou úlcera com larvas visíveis a mexerem-se nela. A zona afetada pode exalar um cheiro desagradável devido ao tecido em decomposição e à presença de larvas. A cabra pode mostrar sinais de dor, inquietação ou irritação. Pode lamber ou morder constantemente a zona afetada. O tecido circundante pode ficar inchado, vermelho ou inflamado. Em casos graves, a cabra pode deixar de comer, tornar-se letárgica e mostrar sinais de fraqueza. Se a infestação levar a uma infeção bacteriana secundária, a cabra pode desenvolver febre.

Tratamento:

Remoção manual das larvas: Cortar o pelo à volta da ferida para expor a zona afetada. Isto também evitará que o pelo albergue mais ovos ou larvas. Utilizar solução salina esterilizada ou soluções anti-sépticas (por exemplo, iodopovidona ou peróxido de hidrogénio diluído) para limpar bem a ferida. Isto ajuda a remover os detritos e o pus. Utilizar pinças ou pinças para remover manualmente as larvas visíveis da ferida. Isto deve ser feito com cuidado para evitar mais danos nos tecidos.

Aplicação de agentes antimagos: Após a limpeza, aplique um spray ou pomada repelente de moscas que contenha ingredientes como óleo de neem, cipermetrina ou permetrina. Estes produtos químicos matam as larvas existentes e previnem novas infestações, repelindo as moscas. A ivermectina, um antiparasitário de largo espetro, pode ser administrada topicamente ou por injeção para matar as larvas sistemicamente. A dose deve ser calculada com base no peso corporal da cabra e administrada sob a supervisão de um veterinário.

Tratamento com antibióticos: Se a ferida estiver infetada ou em risco de infeção, administrar antibióticos de largo espetro, como a oxitetraciclina ou a penicilina. Estes podem ser administrados por injeção para controlar infecções bacterianas secundárias. Aplicar pomada ou spray antibiótico na ferida após a remoção da larva para promover a cicatrização e evitar o crescimento bacteriano.

Alívio da dor e cuidados de apoio: Administrar medicamentos anti-inflamatórios não esteróides (AINE) como a flunixina meglumina ou o meloxicam para ajudar a aliviar a dor e reduzir a inflamação. Assegure-se de que a cabra tem acesso a muita água fresca e forneça uma dieta rica em nutrientes e de alta qualidade para ajudar a estimular o sistema imunitário e promover a cicatrização. **Curativo da ferida**: Depois de limpar e tratar a ferida, aplique um penso esterilizado se a localização da ferida o permitir. Isto ajuda a proteger a ferida de uma maior exposição à mosca e reduz o risco de reinfestação. Mudar o penso regularmente e continuar a monitorizar a ferida para detetar sinais de cicatrização ou de nova infestação.

Prevenção: Inspecionar regularmente as cabras para detetar cortes, abrasões ou infecções cutâneas, e tratar imediatamente quaisquer feridas para evitar a infestação de moscas. Implemente um programa de controlo das moscas na área de alojamento das cabras. Utilize repelentes de moscas, insecticidas ou armadilhas para reduzir a população de moscas. Mantenha um saneamento adequado, limpando regularmente o estábulo das cabras e removendo o estrume e a matéria orgânica em decomposição que podem atrair as moscas. Verificar e tratar regularmente as cabras para remover a sujidade, as fezes e os parasitas do pelo. Uma alimentação equilibrada pode melhorar a imunidade das cabras, tornando-as menos susceptíveis a infecções e infestações.

Conclusão: A ferida da larva (miíase) nos caprinos é uma doença grave que pode levar a problemas de saúde significativos se não for tratada. A deteção precoce e o tratamento imediato são essenciais para evitar mais complicações. O tratamento eficaz envolve uma combinação de remoção manual da larva, aplicação de agentes anti-larva, tratamento com antibióticos e cuidados adequados com a ferida. A implementação de medidas preventivas, como a higiene adequada, o tratamento de feridas e o controlo de moscas, é fundamental para reduzir o risco de infestação de larvas em caprinos, especialmente em climas tropicais e subtropicais, onde as moscas são mais prevalentes.

Referências

https://www.msdvetmanual.com/integumentary-system/flies/facultative-myiasis- produção de moscas-dos-animais

Sunny B, Sulthana L, James A, e Sivakumar T. 2018. Infestação de larvas: Várias modalidades de tratamento. J Am Coll Clin Wound Spec. 8(1-3): 51-53.

Bahma NN, Suhiryanto S, Soedarmanto I, Yanuartono Y, Nururrozi A, Purnamaningsih H e Raharjo S. (2020). Diagnóstico e tratamento da miíase em caprinos. Jornal de Ciência e Tecnologia Veterinária Aplicada. 1(2): 29-33.

https://www.pashudhanpraharee.com/management-of-maggot-wound-in-gado/

https://www.webmd.com/a-to-z-guides/get-rid-of-maggots

Capítulo 26: Determinação da idade pela dentição em caprinos

Introdução: A dentição, ou seja o desenvolvimento e o estado dos dentes de uma cabra, é um indicador chave para determinar a idade das cabras. As cabras têm duas séries de dentes ao longo da sua vida: os dentes decíduos (de leite) e os dentes permanentes. Ao examinar a erupção e o desgaste destes dentes, os criadores e os veterinários podem estimar a idade de uma cabra com razoável exatidão, especialmente nos animais mais jovens.

Estrutura dentária: As cabras, tal como outros ruminantes, só têm dentes no maxilar inferior, na parte da frente da boca. O maxilar superior tem uma almofada dentária em vez de dentes.

Fórmula dentária para caprinos adultos: Incisivos (maxilar inferior): 0/4 (Sem incisivos superiores), Caninos: 0/0, Pré-molares: 3/3, e Molares: 3/3. Total de dentes: 32 dentes nos caprinos adultos (8 incisivos no maxilar inferior e 24 molares).

Dentes decíduos (de leite): Os dentes de leite são temporários e são substituídos por dentes permanentes à medida que a cabra amadurece. As cabras jovens nascem com dentes de leite ou desenvolvem-nos pouco depois do nascimento.

Dentes permanentes: Os dentes permanentes substituem os dentes de leite em intervalos específicos à medida que a cabra envelhece, o que pode ser usado como um método de estimativa de idade.

Deteção de idade por dentição

A dentição dos caprinos muda com a idade, especialmente nos primeiros anos, tornando-a um método fiável para estimar a idade. Segue-se uma cronologia geral da erupção e desgaste dos dentes nos caprinos:

0 a 1 ano:

Do nascimento até 1 mês: Ao nascer, as cabras têm geralmente 8 dentes decíduos (de leite) no maxilar inferior. Estes dentes são pequenos, estreitos e afiados.

1 mês a 1 ano: Os dentes de leite permanecem até a cabra atingir cerca de 12 meses de idade. Todos os dentes de leite estarão ainda presentes e a cabra é chamada "cabrito".

1 a 2 anos:

1 a 1,5 anos: O primeiro par de incisivos centrais (2 dentes no meio) é substituído por dentes permanentes por volta dos 12-15 meses. Estes são maiores, mais largos e mais robustos do que os dentes de leite.

2 dentes permanentes no maxilar inferior nesta fase.

2 a 3 anos:

2 a 2,5 anos: O segundo par de dentes de leite, situado ao lado dos incisivos centrais, é substituído por outro par de incisivos permanentes. Nesta altura, a cabra tem 4 dentes permanentes no maxilar inferior. Esta fase ocorre por volta dos 2 anos de idade.

3 até 4 anos

3 a 3,5 anos: O terceiro par de dentes permanentes substitui os dentes de leite correspondentes, resultando em 6 dentes permanentes no maxilar inferior. Esta fase ocorre normalmente por volta dos 3 anos de idade.

4 até 5 anos

4 a 4,5 anos: O último (quarto) par de incisivos permanentes irrompe, e a cabra tem agora um conjunto completo de 8 incisivos permanentes no maxilar inferior. Isto acontece normalmente quando a cabra atinge os 4 anos de idade.

5 Anos e mais velhos

5 a 6 anos: Todos os incisivos estão completamente erupcionados e continuam a desgastar-se gradualmente à medida que a cabra pasta e envelhece. Nesta idade, os dentes começam a mostrar sinais visíveis de desgaste e alargamento.

6 a 10 anos

Mais de 6 anos: À medida que a cabra vai envelhecendo, os dentes vão-se desgastando, tornando-se mais curtos, mais arredondados e menos afiados. Nas cabras com mais de 7 a 8 anos, os dentes podem ficar soltos, desgastados até às gengivas ou mesmo começar a cair.

10 anos ou mais

Nas cabras mais velhas (10 anos ou mais), os incisivos podem estar quase completamente gastos ou ausentes, o que dificulta o pastoreio efetivo. Estas cabras podem apresentar sinais de malnutrição e são frequentemente menos produtivas.

Dentição e nutrição: O estado dos dentes das cabras tem um impacto direto na sua capacidade de pastar e mastigar corretamente os alimentos. O desgaste ou a falta de dentes em cabras mais velhas pode levar a uma baixa eficiência alimentar, perda de peso e desnutrição. O exame regular dos dentes é importante para o maneio das cabras mais velhas e para garantir que recebem uma nutrição adequada, como alimentos mais macios ou suplementos.

Factores que afectam a dentição: As cabras que pastam em vegetação áspera e fibrosa podem sofrer um desgaste dentário mais rápido do que as que pastam em pastagens mais macias. Algumas raças podem apresentar variações no tempo de erupção dos dentes. Uma má saúde dentária, infecções ou lesões na boca podem levar à perda precoce de dentes ou a padrões de desgaste anormais.

Conclusão: A dentição é um método fiável para estimar a idade dos caprinos, particularmente até aos 4-5 anos, quando os dentes permanentes ainda estão em erupção. Após este período, a estimativa da idade torna-se mais difícil devido ao desgaste e perda gradual dos dentes. Compreender a saúde dentária de uma cabra é também essencial para gerir a sua nutrição e bem-estar geral, especialmente nos animais mais velhos. Exames dentários regulares podem ajudar a garantir que as cabras mantenham hábitos alimentares corretos ao longo da sua vida.

Referências

https:// goats. extension.org/judging-goat-age-by-teeth/#:~:text=However%2C%20as%20a%20general%20rule,over%20four%20years %20old%20accurately.

https://cals.cornell.edu/nys-4-h-animal-science-programs/livestock/goats/goat-fact- sheets/teeth-and-age-goat

https://goatjournal.iamcountryside.com/health/goat-teeth-how-to-tell-a-goats-age/

https://en.vikaspedia.in/agriculture/livestock/general-management-practices-of- gado/determinação-da-idade-dos-animais

https://www.dpi.nsw.gov.au/ data/assets/pdf file/0007/178477/age-of-goats.pdf

https://vtsheepandgoat.org/wp-content/uploads/2017/09/Aging-Sheep-and-Goats-.pdf https://salecreek.vet/tellmg-age-by-lookmg-at-a-goats-teeth/

https:// goats.extension.org/ goat-dentition/

https://agriorbit.com/age-determination-in-small-stock-as-easy-as-1-2-3/

Capítulo 27: Lesões dos cornos nos caprinos

Introdução: Os ferimentos nos cornos dos caprinos são comuns, especialmente nas raças com cornos grandes ou afiados. Estes ferimentos podem ocorrer devido a lutas entre cabras, por ficarem presas em vedações ou outros objectos, ou por acidentes durante o maneio. Os ferimentos nos cornos podem provocar dor, hemorragia, infeção e outras complicações se não forem tratados corretamente. Compreender como tratar e gerir as lesões dos cornos é essencial para manter a saúde e o bem-estar dos caprinos.

Tipos de lesões nos cornos: As lesões dos cornos podem variar em termos de gravidade e são classificadas em diferentes tipos. Chifre rachado ou quebrado: O chifre pode rachar ou quebrar devido a impacto ou trauma. Isto pode levar a hemorragias e à exposição do tecido sensível no interior do corno (o núcleo do corno). Avulsão do corno (corno arrancado): Em casos graves, todo o corno ou parte dele pode ser arrancado do crânio, causando uma hemorragia significativa. Base do corno infetada: Pode desenvolver-se uma infeção na base do corno, especialmente depois de um traumatismo ou de um desbaste incorreto. Lesão na ponta do corno: A ponta do corno pode ficar partida ou danificada, o que normalmente é menos grave mas pode causar desconforto.

Sintomas de lesão do corno: Hemorragia visível do corno ou da sua base. A cabra pode mostrar sinais de dor, como abanar a cabeça, esfregar o chifre em objectos ou mostrar relutância em ser tocada perto da cabeça. O inchaço à volta da base do corno pode indicar infeção ou danos internos. Se a lesão ficar infetada, pode desenvolver-se um odor desagradável. A cabra pode tornar-se irritável, letárgica ou mostrar pouco interesse pela comida ou pela água.

Primeiros socorros e tratamento

Primeiros socorros em caso de hemorragia: Se o corno estiver a sangrar, fazer pressão sobre a ferida com um pano limpo ou uma gaze esterilizada para estancar a hemorragia. Manter o pano no sítio durante vários minutos até a hemorragia abrandar. Utilizar pó estíptico ou amido de milho para ajudar a coagular o sangue e estancar pequenas hemorragias. Se possível, envolva o corno ou a área afetada com uma ligadura limpa para evitar mais lesões e proteger a ferida da sujidade e das moscas.

Limpeza da ferida: Limpar a ferida cuidadosamente com soro fisiológico esterilizado ou uma solução anti-séptica, como iodopovidona ou clorhexidina. Isto ajuda a remover detritos e sujidade e a prevenir infecções. Evite utilizar produtos químicos agressivos como o peróxido de hidrogénio em feridas profundas, uma vez que podem danificar os tecidos.

Controlo da dor: Administrar medicamentos anti-inflamatórios não esteróides (AINE), como a flunixina meglumina ou o meloxicam, para reduzir a dor e a inflamação. Consultar um veterinário para saber qual a dosagem adequada.

Tratamento com antibióticos: Se houver risco de infeção ou se a lesão for grave, a cabra pode precisar de antibióticos. O veterinário pode prescrever uma série de antibióticos de largo espetro, como a oxitetraciclina ou a penicilina, para evitar infecções bacterianas. Os sprays ou pomadas antibióticos tópicos também podem ser aplicados diretamente na ferida após a limpeza para evitar infecções.

Curativo da ferida: No caso de ferimentos graves nos cornos, é aconselhável cobrir a ferida com um penso esterilizado para a proteger da sujidade, das moscas e de outros ferimentos. Mudar o penso regularmente e monitorizar o processo de cicatrização.

Correção e cuidados a longo prazo

Aparar ou alisar o chifre: Se o chifre estiver rachado ou lascado, mas não muito danificado, aparar ou alisar o chifre pode ajudar a evitar mais rachaduras. Um veterinário ou um tratador experiente pode utilizar uma tesoura de cascos ou uma lima de chifres para aparar as arestas ásperas e evitar que a cabra se magoe a si própria ou a outros.

Remoção de um corno gravemente ferido: Se o corno estiver gravemente partido ou representar um risco a longo prazo, pode ser necessária a remoção parcial ou total do corno (também conhecida como descorna). Trata-se de um procedimento cirúrgico e deve ser efectuado por um veterinário. A remoção do chifre envolve o corte da parte danificada do chifre ou de todo o chifre, se necessário. O procedimento é doloroso, pelo que é essencial uma anestesia adequada e o controlo da dor.

Tratamento da avulsão do corno: Nos casos em que o corno tenha sido completamente arrancado (avulsão), a zona deve ser cuidadosamente limpa e a hemorragia deve ser imediatamente controlada. Pode ser necessária uma intervenção cirúrgica para fechar a ferida ou tratar os tecidos expostos. É importante procurar assistência veterinária em casos tão graves.

Gerir as infecções: Se se desenvolver uma infeção na base do chifre (devido a um desbaste incorreto ou a um traumatismo), é essencial tratá-la agressivamente com antibióticos e cuidados adequados com a ferida. Os abcessos podem ter de ser drenados por um veterinário.

Prevenção de lesões nos cornos

Cercas e alojamentos adequados: Assegure-se de que as vedações são seguras e não têm arestas vivas ou aberturas onde as cabras possam ficar com os cornos presos. Evite a sobrelotação dos currais, pois pode aumentar as lutas e os ferimentos nos cornos.

Desbaste em cabras jovens: A desponta (remoção dos botões dos cornos) é uma prática comum nas cabras jovens para prevenir o crescimento dos cornos e evitar futuras lesões nos cornos. Normalmente é feita nas primeiras semanas de vida e deve ser efectuada por uma pessoa experiente ou por um veterinário para evitar complicações.

Uma gestão social correta: Gerir a hierarquia social no rebanho, particularmente entre os machos ou cabras agressivas. A separação de indivíduos agressivos ou a disponibilização de espaço adequado pode ajudar a reduzir as lutas e as cabeçadas, que podem causar ferimentos nos cornos.

Conclusão: Os ferimentos nos cornos dos caprinos são comuns mas podem levar a complicações graves se não forem tratados rapidamente. Os primeiros socorros adequados, o tratamento das feridas e, quando necessário, a intervenção veterinária são essenciais para evitar infecções e assegurar a recuperação da cabra. As medidas preventivas, tais como a colocação de vedações adequadas, o desbaste precoce e a gestão da dinâmica social do efetivo podem ajudar a reduzir a ocorrência de lesões nos cornos. A monitorização regular e as medidas corretivas adequadas ajudarão a manter a saúde e a segurança do rebanho.

Referências https://goatjournal.iamcountryside.com/health/what-to-do-for-a-goat-horn- injury/#:-:text=É%20importante%20estabilizar%20a%20extensão%20da%20lesão.

Huggins AB, Evans JJ, Flanders AE e Rabinowitz MP. (2016). Enfisema intracraniano induzido por chifre de cabra e lesão orbital. *Orbit (Amesterdão, Países Baixos)*. 35(6): 355-356.

Fathi EL-Hawari S, Hosny Elrashidy M e Elsayed Mahmoud M. (2015). Complicações do crescimento excessivo de chifres em ovinos e caprinos, com especial referência ao seu comportamento clínico e manejo cirúrgico. Jornal Médico Veterinário de Assiut. 61(146): 131-138.

Capítulo 28: Descorna e descorna em caprinos

Introdução: A descorna e a desponta são duas práticas comuns de maneio utilizadas para remover ou impedir o crescimento dos cornos nos caprinos. Enquanto que a descorna é normalmente efectuada numa idade jovem para impedir o crescimento dos chifres, a descorna envolve a remoção de chifres já crescidos em cabras adultas. Ambos os procedimentos são efectuados para reduzir o risco de ferimentos noutras cabras, nos tratadores ou no próprio animal. Também são importantes para evitar problemas relacionados com os cornos, como o facto de ficarem presos em vedações ou causarem danos no equipamento.

Desbaste: O desbaste é o processo de remover ou destruir os botões dos cornos das cabras jovens antes de estes terem a oportunidade de crescer e tornarem-se cornos de tamanho normal. A altura ideal para retirar os botões dos cornos de uma cabra é entre os primeiros 3 e 10 dias de vida, dependendo da raça e do ritmo de crescimento dos cornos. No caso de raças mais pequenas, como as cabras pigmeus, a desponta é feita normalmente nos primeiros 35 dias, enquanto que as raças maiores, como as cabras leiteiras, podem ser despontado até aos 10 dias de idade.

Métodos de desbaste

Desbaste térmico (ferro quente): Este é o método mais comum de desbudar e envolve a utilização de um ferro de desbudar, que é uma ferramenta aquecida concebida para destruir o tecido do botão do corno. Neste método, é necessário prender o cabrito com segurança, pois é provável que ele se mova durante o processo. Cortar o pelo à volta do botão do corno para expor a pele. Aquecer o ferro de desbastar à temperatura adequada. Pressionar o ferro quente sobre o rebento do corno durante 3-5 segundos de cada lado, criando um anel cor de cobre à volta do rebento. O calor cauteriza o tecido, impedindo o crescimento do chifre. Deve-se ter cuidado para não aplicar demasiada pressão ou calor, pois isso pode causar danos cerebrais. Em seguida, aplicar uma pomada anti-séptica ou antibiótica na zona para evitar infecções.

Desbaste com pasta cáustica: Um método menos comum envolve a aplicação de pasta cáustica nos botões dos cornos. Esta pasta contém químicos que queimam e destroem os botões dos cornos. Neste método, aplique a pasta cuidadosamente apenas nos botões dos cornos, assegurando-se de que não entra em contacto com a pele ou os olhos circundantes. Mantenha a criança separada das outras durante alguns dias para evitar que a pasta seja esfregada noutros animais ou pessoas. Este método é menos popular devido ao risco de a pasta se espalhar e causar queimaduras químicas noutras áreas.

Vantagens da desponta: As cabras sem cornos são menos susceptíveis de se ferirem umas às outras ou aos seus tratadores. A descorna elimina a necessidade de uma descorna mais tarde, que é um procedimento mais doloroso e invasivo. As cabras sem cornos são mais fáceis de manusear e de gerir, especialmente em espaços pequenos ou confinados.

Desvantagens da desossa: Embora seja um procedimento relativamente rápido, pode causar dor e stress temporários à criança. Se não for feito corretamente, pode provocar queimaduras ou mesmo lesões cerebrais na criança. Nalguns casos, uma desponta incompleta pode levar ao crescimento de pequenos restos de cornos disformes, conhecidos como cicatrizes.

Tosquia: A descorna é a remoção cirúrgica dos cornos completamente desenvolvidos dos caprinos adultos. Esta operação é normalmente efectuada quando as cabras não foram descornadas em crianças ou quando os cornos se tornam problemáticos na idade adulta.

Métodos de descorna

Descorna cirúrgica: Os cornos são removidos cirurgicamente, cortando-os na base. Neste método, é necessário administrar anestesia ou sedativos à cabra para minimizar a dor e o stress. O corno é retirado com uma serra ou um descornador de arame. A área é então cauterizada ou enfaixada para evitar sangramento excessivo. Depois disso, administre antibióticos e medicamentos para aliviar a dor. Mantenha a cabra num ambiente limpo e seco para evitar infecções.

Tosquia por atadura: Este método consiste em aplicar um elástico apertado à volta da base do corno. Com o tempo, a falta de fluxo sanguíneo faz com que o corno morra e caia. Este processo é mais lento e pode levar várias semanas até que o corno caia.

Vantagens da descorna: As cabras sem chifres têm menos probabilidades de se magoarem umas às outras, especialmente em ambientes com muita gente. As cabras descornadas são mais fáceis de manejar, especialmente em explorações leiteiras e comerciais.

Desvantagens da descorna: A descorna dos caprinos adultos é uma operação muito mais dolorosa e invasiva do que a descorna. Exige um período de recuperação mais longo. Como o procedimento deixa uma ferida aberta, existe o risco de infeção se não for corretamente tratado. O procedimento pode causar um stress significativo na cabra, especialmente se não for feito sob sedação ou anestesia.

Diferença entre a descorna e a tosquia: A descorna é preferível à descorna porque é menos dolorosa, mais rápida e mais fácil de efetuar em cabritos jovens. Evita também as complicações associadas à descorna das cabras adultas. A descorna é normalmente efectuada apenas quando a descorna não foi realizada no início da vida ou quando os cornos da cabra representam um risco significativo.

Cuidados pós-operatórios para a descorna e a descorna: Após qualquer um dos procedimentos, monitorizar o local para detetar sinais de infeção (por exemplo, inchaço, vermelhidão, descarga). Limpe a área e aplique pomadas anti-sépticas conforme necessário. Administrar medicamentos para alívio da dor, como AINEs (anti-inflamatórios não esteróides), para reduzir o desconforto. Mantenha a cabra num ambiente limpo e seco, sem pó, sujidade e moscas, que podem provocar infecções. Verifique regularmente o local da ferida para garantir uma boa cicatrização. Se notar quaisquer sintomas invulgares, como hemorragia excessiva ou pus, consulte imediatamente um veterinário.

Conclusão: A descorna e a descorna são práticas de maneio importantes para os caprinos, especialmente nas explorações comerciais e leiteiras. A descorna é preferível e deve ser efectuada numa idade jovem para evitar o processo mais invasivo e doloroso da descorna mais tarde. A técnica adequada, o controlo da dor e os cuidados posteriores são cruciais em ambos os procedimentos para garantir o bem-estar do animal.

Referências

https://www.avma.org/resources-tools/avma-policies/disbudding-and-dehorning- sheep-and-goats#:-:text=Goats%20are%20best%20disbudded%20between,to%20avoid%20havi ng%20to%20dehorn.

https://cals.cornell.edu/nys-4-h-animal-science-programs/livestock/goats/goat-fact- sheets/disbudding-goats

http://extension.msstate.edu/publications/methods-for-disbudding-goat-kids

https://www.comstockequine.com/storage/app/media/Proper Técnica de desbaste em caprinos.pdf

https://www.aphis.usda.gov/sites/default/files/goat2019-infobrief-disbudding.pdf

https://toothacresfarm.com/disbudding-vs-dehorning-goats/

https://www.ava.com.au/policy-advocacy/policies/sheep-and-goat-health-and- welfare/disbudding-of-goat-kids/

https:// goats.extension.org/ dehorning/

https://www.mla.com.au/research-and-development/animal-health-welfare-and- biosecurity/husbandry/dehorning-and-disbudding/

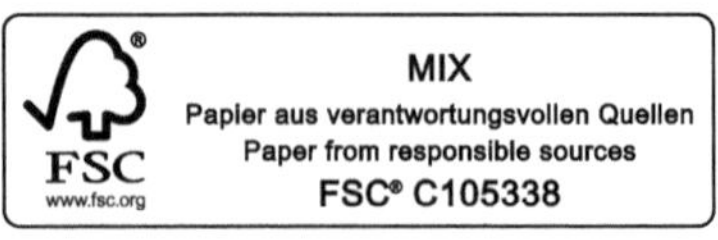

Printed by Books on Demand GmbH, Norderstedt / Germany